ÉTUDE CLINIQUE
DES
EAUX SULFUREUSES ET IODÉES
D'ALLEVARD

PAR
Le Docteur NIEPCE
Ex-Médecin-Inspecteur,
Chevalier de la Légion d'Honneur,
Lauréat de l'Institut (Académie des Sciences)
et de l'Académie de Médecine (Médaille d'or).

PARIS
VICTOR MASSON, LIBRAIRE
RUE DE L'ÉCOLE-DE-MÉDECINE.

ALLEVARD
A L'ÉTABLISSEMENT THERMAL.

1883

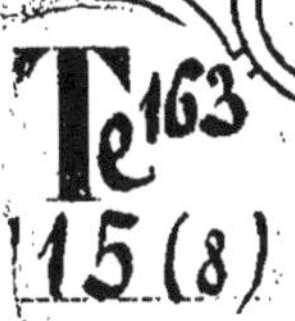

L'eau sulfureuse d'Allevard, en bouteille et demi-bouteille, se vend dans les diverses *succursales* de la Compagnie de Vichy et dans les entrepôts suivants :

A PARIS

MM. ADAM, 23, rue de la Michodière.
GRANDJEAN, 20, rue Sainte-Croix de la Bretonnerie.
PUYDEBAT, 18, rue de Choiseul.

A LYON

MAUGUIN, pharmacien, place des Célestins.
VACHON, quai Pierre-Scize, n° 67.

A SAINT-ÉTIENNE

ARNAULT, pharmacien, place du Peuple.
JACOB, pharmacien, rue de la Loire.

A NICE

THAON, rue Gioffredo, 51.
CLAUD, 28, rue Masséna.
Pharmacie LÉONCINI.
Pharmacie Internationale.

A AVIGNON

CHAUVET, pharmacien.

A TOURS

REBONDIN, 54, place du Commerce.

A CHALON-SUR-SAONE

GIRARD PAROUTY, 6, rue du Port-Villers.

A GRENOBLE

BARBIER, rue Saint-Jacques.
MISSIER, rue des Vieux-Jésuites.

A GENÈVE

W. PICTET, place du Molard, n° 11.

A TURIN

COSTANZO, via Basilica.

ÉTUDE CLINIQUE

DES

EAUX SULFUREUSES ET IODÉES

D'ALLEVARD

PAR

Le Docteur NIEPCE

Ex-Médecin-Inspecteur,
Chevalier de la Légion d'Honneur,
Lauréat de l'Institut (Académie des Sciences)
et de l'Académie de Médecine (Médaille d'or).

PARIS
VICTOR MASSON, LIBRAIRE
RUE DE L'ÉCOLE DE MÉDECINE.

ALLEVARD
A L'ÉTABLISSEMENT THERMAL.

1883

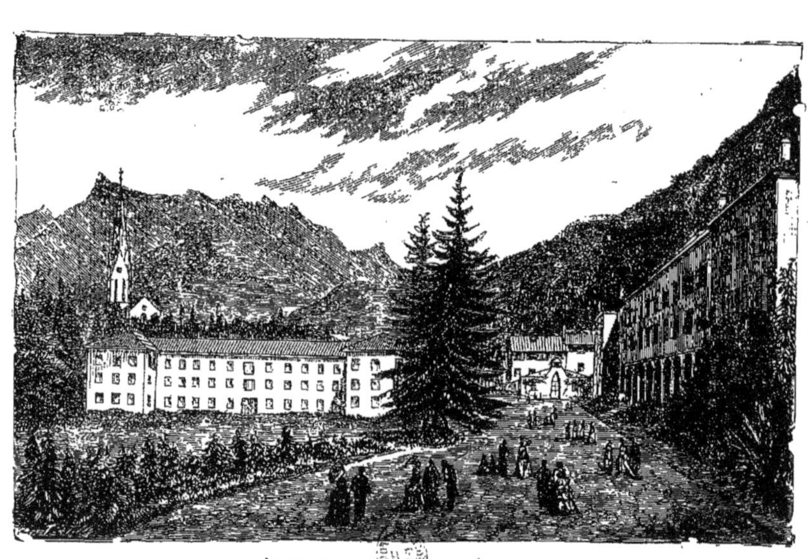

ÉTABLISSSEMENT THERMAL D'ALLEVARD

ALLEVARD

SON ÉTABLISSEMENT THERMAL

CHAPITRE Ier

Allevard. — La Source sulfureuse.
L'Etablissement thermal. — Ses malades.

Allevard est une petite ville de 3,000 âmes, située à l'extrémité Est du département de l'Isère ; elle est assise sur les deux bords du torrent de Bréda, qui descend de la montagne des Sept Lacs, de ses glaciers, ainsi que de ceux qui couvrent le cirque du massif du Gleysin.

Son peu d'élévation au-dessus du niveau de la mer (475 mètres), explique la douceur du climat pendant la belle saison, la richesse et la variété de ses produits agricoles. La vigne, le chanvre, le maïs, le mûrier, croissent dans toute la vallée. La végétation est d'une puissance qui fait l'admiration et l'étonnement des étrangers.

L'Etablissement thermal, situé au Sud d'Allevard, loin du torrent de Bréda, au pied de la montagne des Châtaigniers qui la protège des vents des glaciers, est parfaitement abrité contre les courants d'air. Aussi, l'absence de vent rend le séjour des plus agréables, des plus utiles aux malades, car on sait combien ils redoutent les courants d'air, toujours si nuisibles aux individus affectés de maux de gorge, de laryngites, de bronchites ou d'affections pulmonaires.

Allevard est un chef-lieu de canton placé au milieu de la vallée qui a 10 kilomètres de longueur sur 3 de largeur. Suivant quelques archéologues, le mot Allevard paraît d'origine celtique et signifie torrent et vallée ; suivant quelques historiens, il vient de *valvirens* (vallée verte) ; enfin, d'après quelques autres, elle aurait une origine arabe, car elle a été habitée pendant longtemps par les Maures dont on voit partout de nombreuses traces de leur séjour.

Peu d'établissements thermaux sont aussi favorisés que celui d'Allevard pour y accéder facilement. Soit que l'on vienne de Paris, du Nord, de l'Ouest, de l'Est ou du Midi de la France, ou de la Suisse par Genève, et par conséquent de l'Allemagne, on trouve des chemins de fer pour se rendre à Allevard. Il en est de même pour l'Italie qui n'est qu'à quelques heures d'Allevard par le chemin de fer du Mont-Cenis. Les trains-express venant de Marseille, de Lyon, de Paris, de Genève, de Turin, déposent les voyageurs à la gare de Goncelin, à 45 minutes d'Allevard.

En jetant un coup-d'œil sur la carte, il est facile de voir la situation d'Allevard, placée à l'intersection de plusieurs chemins de fer, près de la vallée du Graisivaudan, une des plus belles du monde, non seulement par la richesse de sa puissante végétation, mais encore par l'encadrement des montagnes si pittoresques entre lesquelles elle se développe.

L'Etablissement thermal, situé dans le parc, va être entièrement reconstruit par la Compagnie générale des Eaux minérales et Bains de Mer qui en a fait l'acquisition, sous la direction de M. Jory, architecte très habile, auquel Vichy doit son plus bel hôtel et Trouville son splendide Casino. Le nouvel Etablissement thermal renfermera dix cabinets d'inhalations gazeuses, quatre salles d'inhalations de vapeurs, précédées chacune d'un vestiaire et d'une salle de repos, précieuse amélioration qui n'exposera plus les malades à une transition subite du passage de l'air chaud des salles, à l'air frais du dehors. Les parois des salles de vapeurs seront revêtues de plaques de faïence. Les salles d'inhalations gazeuses seront divisées en salles de première classe, installées, meublées avec tout le confort et le luxe désirables. Celles de deuxième classe seront plus simples et très convenables. Les nombreux cabinets de bains, de douches, seront revêtus de plaques de faïence et toutes les baignoires seront en fonte émaillée. Les cabinets de douches seront vastes, bien éclairés et précédés d'un vestiaire et d'un cabinet de repos.

Les cabinets de douches pharyngiennes, laryngiennes, possèdent d'élégants appareils nickelés. Une vaste et belle galerie vitrée, ornée de plantes, de fleurs, véritable jardin d'hiver, servira de salle d'attente et de promenoir. Une élégante buvette, une vaste salle de gargarisme, ont été installées avec tout le confort désirable.

La Source sulfureuse a subi d'importantes modifications ; des machines spéciales, des conduites où l'air ne peut avoir d'accès, amènent directement l'eau à l'Etablissement, sans qu'elle perde la plus petite quantité de gaz.

La Compagnie ne néglige rien dans les travaux et les aménagements du vaste et magnifique Etablissement thermal, qui occupera une superficie de 3,000 mètres. Les appareils les plus nouveaux, les plus perfectionnés, seront installés; aussi l'Etablissement thermal d'Allevard devra être considéré comme un véritable modèle.

En attendant la construction de cet établissement la Compagnie a fait complètement restaurer l'ancien, dont tous les appareils ont été renouvelés. Ces changements, ces améliorations, qui satisferont le public, permettront d'attendre l'achèvement des constructions du nouvel établissement qui exigera au moins deux années, à dater du jour où la Compagnie fera commencer les travaux.

Topographie. — Climat.

Dans un travail très remarquable, publié par mon fils, médecin consultant depuis plusieurs années, intitulé : *Des indications du Traitement par l'Eau sulfureuse d'Allevard,* se trouve un chapitre consacré à l'étude du climat que je crois devoir rapporter complètement, car il en donne une très juste description.

La vallée d'Allevard s'ouvre du S. au N. dans un site aussi riant que pittoresque. C'est la vallée des Alpes Dauphinoises, *dit M. Joanne, dans son Guide au Dauphiné,* qui ressemble le plus aux vallées les plus célèbres de la Suisse. Tout ce qui peut charmer les yeux s'y trouve réuni : eaux abondantes et pures, prairies touffues, forêts variées, rochers escarpés, sauvages, pittoresques, neiges éblouissantes, glaces éternelles. De quelque côté que l'on tourne ses regards,

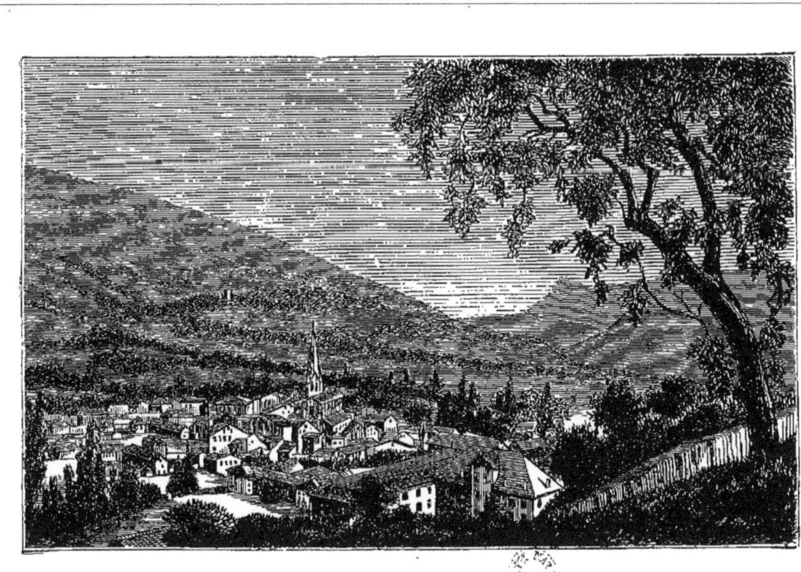

VUE D'ALLEVARD

on découvre un charmant paysage ou un grand tableau : au N. O., Brame-Farine (1224^{m}), au S. E., le Collet, Montmayen, le Grand-Charnier et le Gleysin avec son glacier : au S. O., le col du Barioz, la Taillat avec son immense forêt de sapins, et ses riches mines de fer, exploitées aujourd'hui par la Compagnie du Creusot : au N., la colline de Sainte-Marguerite, qui forme la frontière de la Savoie, et au loin les montagnes des Beauges.

Depuis ces dernières années, Allevard a pris une grande et rapide extension. Notre petite ville semble se hâter de se venger des assertions calomnieuses que M. Joanne n'avait pas craint de répandre sur son compte. L'intelligente municipalité a su faire le meilleur emploi de l'or apporté par les étrangers ; des travaux d'embellissement ont totalement changé l'aspect de la ville : les maisons ont refait leur toilette, leurs façades se sont soumises aux plans d'alignement ; des fontaines d'eau vive sont venues répandre la propreté et la salubrité ; le gaz vient depuis cet hiver ajouter ses lumières et faire d'Allevard une ville d'eaux qui ne le cédera en rien à celles qui l'ont précédée dans cette voie du progrès. Il est donc temps de relever les erreurs et les griefs qu'on avait laissé répandre sur notre pays. Naguère encore, on parlait de crétins et de goîtreux ; mais c'est à peine si l'on en trouverait en ce moment un ou deux spécimens ; et leur vue, loin d'attrister les étrangers, comme on s'est plu à le dire, passe inaperçue ; non seulement ils n'assiègent pas la porte de l'établissement, mais la municipalité, en prenant soin de leur existence, les tient éloignés des regards.

Le climat de la vallée du Bréda est très salubre ; l'hiver n'y est pas plus précoce qu'à Grenoble ou à

Chambéry, et les brouillards y sont presque inconnus, la vigne, le chanvre, le maïs, croissent dans toute la vallée, et dans les jardins, le figuier et le grenadier résistent aux gelées. Ces circonstances tiennent à l'altitude moyenne de la vallée, et à l'abri que forme la ceinture de montagnes qui l'entourent. Allevard est situé à 465 m. 44 (seuil de l'église) ; cette altitude place Allevard parmi les eaux sulfureuses les moins élevées, et constitue une des conditions les plus favorables pour la cure thermale, eu égard aux affections des voies respiratoires qui viennent y chercher la guérison, alors que toutes les autres stations similaires ou rivales des Pyrénées ou de l'Auvergne sont situées à des altitudes beaucoup plus élevées. Barèges, par exemple, est située à 1,300 mètres, le Mont-Dore à 1040, Cauterets à 932, Bonnes à 800, Labassère à 780, St-Sauveur à 720, Luchon à 630. On conçoit, sans peine, que dans ces contrées élevées, le climat doit être plus rude, plus inégal, et le temps favorable à la cure beaucoup plus limité ; c'est à peine si la belle saison comprend deux mois (juillet et août) dans ces stations, et il arrive fort souvent qu'au Mont-Dore, en particulier, le froid, la neige et les brouillards, viennent soudain en chasser les étrangers dès la fin d'août. Outre les variations inhérentes à ces climats, il faut aussi tenir compte de la pression atmosphérique qui est beaucoup diminuée, et dont les effets sont souvent préjudiciables aux affections pulmonaires, en prédisposant aux hémoptysies, à la dyspnée, et peuvent être comparés à ceux qui se produisent chez l'homme sain lorsqu'il se trouve sur de hauts sommets, ou plongé dans une atmosphère raréfiée. Il est donc bien évident que des malades ne supportent pas, sans inconvénient, sinon sans péril, des conditions climatériques semblables, d'une part la diminution de pression, d'autre part les extrêmes et brusques variations de la température qui résultent de l'altitude.

Résumé des principaux éléments du climat pendant la saison d'été (juin, juillet, août).

Pression barométrique moyenne annuelle..	716mm 01
Pression barométrique moyenne (été)......	722mm 04
Oscillation barométrique (écart entre le minimum et le maximum)................	14 07
Température moyenne de l'été............	18 08
Humidité relative moyenne..............	63 70
Evaporation moyenne......................	2 53
Hauteur de pluie moyenne (été)...........	333 08
Jours de pluie (moyenne)..................	35 »

Les chiffres consignés dans ce tableau sont extraits des registres des observations relevées trois fois par jour, en hiver, par les soins dévoués de M. Escoffier, instituteur, et en été par nous-même.

Ces observations sont faites, du reste, avec une rigoureuse exactitude, à l'aide d'instruments donnés gracieusement par la Commission météorologique de l'Isère et placés sous l'abri, modèle de Montsouris, dans le grand parc de l'établissement.

Ce résumé comprend toute la série des observations recueillies pendant quatre années consécutives (1877-1880) ; mais nous ne faisons figurer ici que celles de l'été, les autres n'ayant pas d'intérêt pour les malades.

En reprenant les données du tableau ci-dessus, nous voyons que l'oscillation barométrique pendant les trois mois de l'été, c'est-à-dire la différence entre les pressions extrêmes, est seulement de 14mm 7. Ce signe prouve déjà que ces variations sont faibles.

La température moyenne (18° 08) est éminemment favorable aux malades qui viennent faire une cure thermale et est surtout remarquable par son uniformité et son défaut de variations brusques. En comparant cette moyenne à celle des grandes villes voisines, Lyon, Paris, etc., nous voyons qu'Allevard se rapproche beaucoup de Paris, dont la température moyenne de l'été est peu différente ; tandis qu'à Lyon celle-ci est supérieure de plus d'un degré (19° 25) mais un caractère qui domine dans le climat de ces villes, c'est la variabilité ; le thermomètre monte beaucoup plus haut qu'à Allevard, et a atteint, ainsi qu'on l'a noté le 25 juillet 1880 à Lyon, 35° 7, à l'Observatoire du Parc de la Tête d'Or, et le 17 juillet 1880 à Paris, 31° 0, (Observatoire de Saint-Maur). Et notons que ces dernières températures ont été prises à la campagne sur des terrains gazonnés ; la température a dû être encore supérieure de 2 à 3° dans l'intérieur de ces villes, où le rayonnement et mille autres causes contribuent à l'augmenter. A Allevard, le maximum de la température ne dépasse pas 30° et ce fait ne se reproduit guère qu'une fois ou deux, en juillet et août.

L'humidité relative moyenne est de 63° 70 pour 100. Nous sommes bien loin de cette excessive humidité dont on fait un grief si grave contre Allevard ! C'est-à-dire que ce chiffre est voisin de la moyenne normale de la vapeur d'eau contenue dans l'atmosphère, dans les lieux les plus clairs et les moins humides. Nous ne saurions donc trop réagir contre ce préjugé, et cette manière de condamner sans témoin et sans preuve ! Du reste, les observations prises avec l'atmomètre Piche, peuvent, jusqu'à un certain point, faire la contre-épreuve et nous donnent comme évaporation moyenne 2 mm 53, notre atmosphère est donc loin d'être saturé. Le nombre de jours de pluie ne saurait infirmer cette assertion, attendu que ce ne sont pas des jours entiers, mais des fractions de jour pendant lesquelles il a plu. Nous devons ajouter que les pluies durent peu, mais sont abondantes. Ce phénomène tient tant à l'altitude, qu'à la position d'Allevard au milieu des hautes montagnes.

Les vents sont très rares à Allevard ; seules quelques brises se font sentir le soir, et tempèrent agréablement par une douce sensation de fraîcheur.

En un mot, et pour nous résumer, nous dirons que notre climat est doux, tempéré, exempt de brusques variations, *peu humide,* et pas venteux.

Ces qualités bien précieuses ne sont pas les seules qui doivent assurer la vogue de nos eaux ; la proximité du chemin de fer et des grands centres, est encore un des arguments les plus décisifs en faveur du choix de nos eaux. Un trajet d'une heure en omnibus nous sépare de la ligne ferrée, et permet de venir à Allevard en 14 heures de Paris, en 12 heures de Marseille, en 5 heures de Lyon, alors que les Pyrénées et l'Auvergne ne sont encore accessibles qu'au moyen de ces véhicules légendaires qu'on appelle *diligences* par antiphrase et qui cahotent, pendant une longue série d'heures, des malades déjà fortement ébranlés par le trajet du chemin de fer.

Aussi l'établissement d'Allevard, ouvert dès le 1er juin, fonctionne encore à la fin de septembre, alors que tous ceux des Pyrénées et de l'Auvergne sont déjà fermés depuis un mois. Du reste, nous ne saurions trop insister sur l'opportunité d'une cure thermale en septembre ; c'est en général un très beau mois, moins chaud que les précédents; les hôtels sont moins envahis : les prix sont plus modérés, et, à tous les points de vue, les malades peuvent retirer un bien plus grand profit de leur séjour pendant cette dernière époque.

Description générale du pays.

De beaux hôtels bien aménagés, dit M. Niepce, inspecteur, dans son guide à Allevard (1), des maisons particulières, parfaitement tenues, présentent aux Etrangers des logements confortables. Le grand hôtel des Bains, celui de l'Univers, annexe du premier, situés à l'établissement thermal même, donnent tous les avantages de confort, de situation et de vue sur les belles montagnes de la vallée, Le grand hôtel construit dans les jardins de l'Etablissement, en face du bâtiment thermal, est remarquable par la belle galerie à arcades du rez-de-chaussée, précédée d'une vaste et magnifique vérandah vitrée, dont une moitié forme un délicieux restaurant en plein air et dont l'autre sert de salle de café. Cette vérandah si gracieuse a été construite sur les plans de l'ancien directeur de l'Etablissement thermal, M. Marius Porte, qui, comprenant la nécessité de procurer aux Etrangers tous les agréments, toutes les distractions possibles, voulant réunir l'utile à l'agréable et rendre le séjour d'Allevard favorable aux nombreux malades et aux touristes qui s'y

(1) Guide de l'Etranger et du Baigneur aux Eaux d'Allevard. Grenoble, 1880.

rendent chaque année, a fait construire un Casino renfermant une jolie salle de théâtre, des salons de lecture et de jeux. Il a conservé à l'hôtel son vaste salon de fêtes. Les plafonds des salles à manger et du théâtre ont été peints par des artistes Italiens fort habiles.

En face de l'Etablissement thermal, de son Hôtel et de son Casino, un parc gracieux, vaste et planté de grands arbres, étale ses frais ombrages et ses sites admirables. Deux beaux hôtels se remarquent aux extrémités de ce parc : l'hôtel du Louvre et de la Planta, propriété de M. Berthet, renferme de vastes et confortables appartements ; la vue et le panorama qui s'étendent et se déroulent sur la vallée de la Haute-Savoie et se prolongent à plus de 80 kilomètres. Près de là et du chalet du comte de Montessuy, on a construit le nouveau et vaste hôtel du Parc qui, comme les précédents, est très recherché des riches Etrangers ; sa belle terrasse domine le parc et la vue s'étend sur le pic du Grand-Charnier, situé en face ; la vue dont on jouit de ces hôtels est splendide et grandiose, elle s'étend sur tout le prolongement de la vallée d'Allevard et se termine sur les montagnes vaporeuses et les pics déchiquetés de la Haute-Savoie. Ces hôtels rivalisent par l'élégance de leurs logements confortablement meublés.

Plusieurs hôtels ont été récemment construits dans Allevard. L'hôtel de France, situé près de l'Etablissement, offre tout le confort désirable, on y jouit d'une belle vue sur Brame-Farine ; les appartements, très convenablement meublés, sont bien distribués. Cet hôtel se recommande par son restaurant. Non loin de là se trouve l'hôtel du Commerce, celui du Rhône, tous les deux bien aménagés. L'hôtel de la Terrasse prend son nom de la vaste et élégante terrasse qui se développe sur les bords du torrent. Cet hôtel a quatre étages ; sa construction est bien entendue et ses logements sont convenables, propres et bien distribués. Sa position est admirable, ravissante, unique, et faite pour vous étonner. La singularité de ce point de vue vient sans doute des contrastes par lesquels passe le spectateur et qui l'impressionnent plus ou moins vivement. On quitte une rue triste et silencieuse, on arrive devant la façade de ce bel hôtel, et, dès que l'on pénètre dans le vestibule, le tumulte des flots qui se brisent d'une roche à l'autre commence à couvrir votre voix, et, lorsqu'on s'avance sur la terrasse, celui qui vous conduit vous abandonne aux sensations que fait naître la vue bizarre et accidentée du paysage le plus étourdissant qui se puisse rencontrer. La seule chose qu'on ait à faire, c'est de regarder et d'admirer.

A droite, le torrent qui vient du fond de la gorge passe sous le pont suspendu du château, glisse rapide et tumultueux au milieu des frais ombrages du parc, et se précipite en en sortant par une large nappe dont la masse, brisée en cascade sur les roches que les flots ont roulées, bouillonne dans ce lit rocailleux comme une rivière de perles cristallines.

En face, c'est un groupe de pauvres et misérables moulins avec leurs toits moussus dont les couleurs chatoyantes se relèvent sur la teinte sévère de l'ardoise comme pour en égayer la tristesse. C'est le dérivé du torrent dans sa longue caisse de bois qui, avant d'atteindre les orifices de ces usines, fait jaillir, par les fissures des planches de ce conduit, mille gerbes de cristal dont les reflets scintillants animent et vivifient les dessins des charpentes humides groupées sur un cahot de rochers. Au-delà, ce sont les pentes étagées de la montagne où se croisent et s'harmonisent les lignes onduleuses de la plus belle végétation, interrompue çà et là par des tapis de verdure éclatante de fraîcheur. A gauche, ce sont les ruines du pont détruit par l'inondation de 1849, sur lesquelles on voit fuir le torrent qui, dans ce lieu, alimente des moulins, des usines, dont le bruit se perd dans le tumulte des flots mille fois brisés. Le fond du paysage est non moins grandiose. La montagne de Brame-Farine avec ses pentes boisées, la tour du Treuil, le hameau du Glapigneul avec ses maisons blanches qui se cachent sous l'ombrage des arbres à fruits ; plus loin, le crêt de Sainte-Marguerite, et, dans le fond du tableau, les pics déchiquetés de la Savoie forment un point de vue incomparable.

Chacun ici comprend à sa manière l'ensemble et les détails de ce tableau, dont la variété intéresse et surprend tous les visiteurs. L'un y admire la beauté de la cascade et le bruit de son onde écumeuse ; l'autre s'extasie de la vigueur des plantations du parc du château et de la fraîcheur incomparable de ses arbres séculaires. Les accidents nombreux des roches, des fabriques et de l'eau promettent au dessinateur des croquis ravissants et une des plus jolies pages de la nature pittoresque.

Le bruit des chutes d'eau, dont le mugissement monotone et continu fait rêver, amène dans l'âme une quiétude inconnue qui entoure ce lieu d'un charme indicible. Ceux qui se laissent facilement aller à la pente mélancolique d'une douce rêverie, doivent venir ici chercher le repos d'une heure écoulée entre les vapeurs d'un cigare parfumé et l'arôme délicieux du café.

L'homme fatigué par les travaux administratifs, par les fatigues intellectuelles, par les difficultés commerciales, oublie bien vite ici toutes ses préoccupations, et laisse en ce lieu de délices tous les soucis de sa vie de labeur.

Un peu plus loin, sur une large place, s'élève le joli hôtel du Rhône, d'où l'on jouit d'une très belle vue sur la gorge du Bout-du-Monde, sur les hauteurs si fraîches et si vertes de Planchanet et de Montmayen. Au fond de ce ravissant tableau apparaissent les neiges éternelles qui recouvrent les pentes des pics du Gleyzin et les beaux glaciers qui descendent dans la vallée qui aboutit au village de Pinsot.

Près de là, deux hôtels confortables, celui du Commerce et celui des Alpes, où les malades sont l'objet constant de la sollicitude de leurs propriétaires, sont également très bien situés.

La plupart des maisons d'Allevard sont transformées en appartements garnis pendant la saison des eaux. Dans les hôtels, comme dans les appartements particuliers, les soins que le baigneur y reçoit sont toujours empressés et bien compris ; l'habitude de recevoir des Etrangers a rendu toute la population fort prévenante.

La forme générale de la vallée d'Allevard est celle d'un bassin profond du nord au sud, ayant 12 kilomètres d'étendue, du pied de la montagne de Sainte-Marguerite au col du Barioz, au pied des Cinq-Pointes, et une largeur de 2 kilomètres environ d'un versant à l'autre.

Le fond de cette vallée très accidentée s'abaisse vers ses deux extrémités pour l'écoulement des eaux du torrent de Sailles, qui reçoit les eaux de la partie sud de la vallée et celles du Bréda qui, après avoir tra-

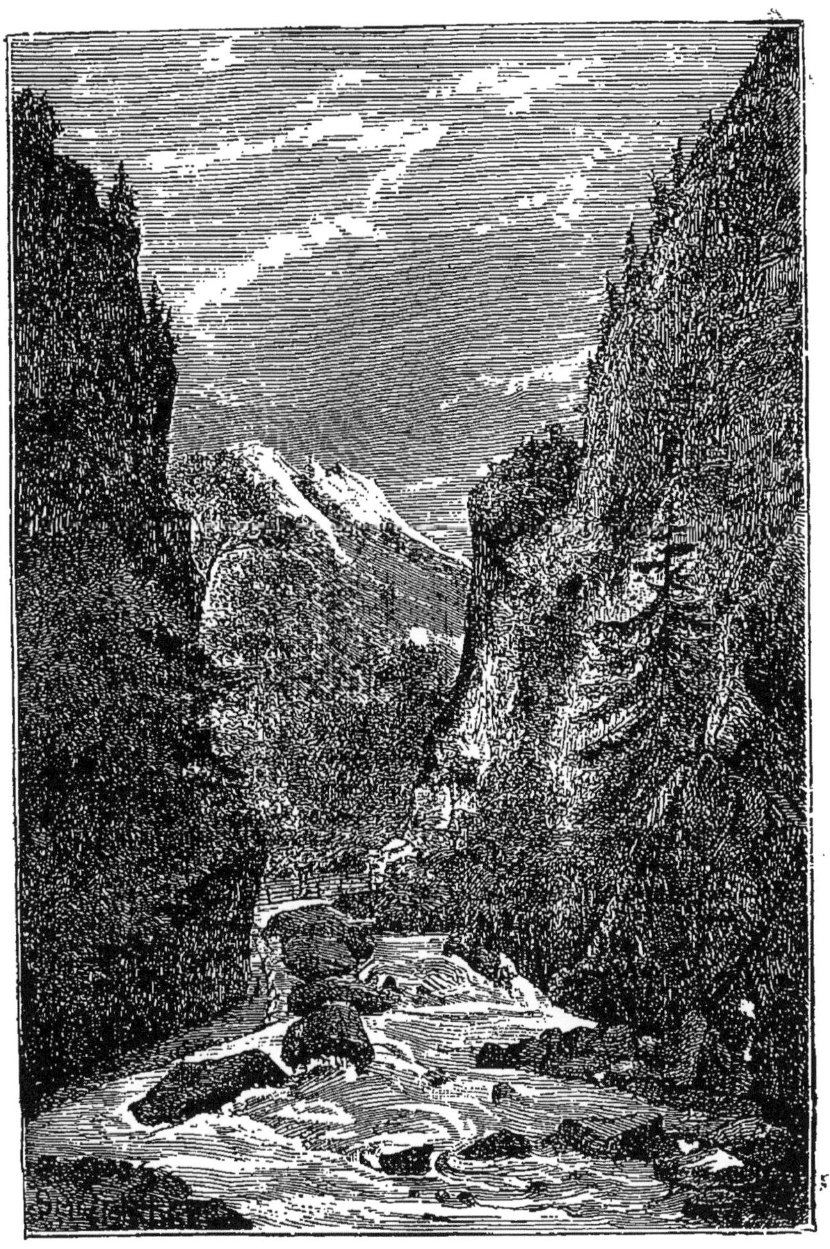

GORGE DU BOUT-DU-MONDE

versé la vallée de la Ferrière, où il reçoit toutes les eaux des glaciers de cette haute vallée, pénètre à Allevard en franchissant, par la cascade si belle du Bout-du-Monde, la gorge si profonde de ce nom. Rien n'est plus inattendu que les paysages qui, de toutes parts, forment à la vallée sa pittoresque enceinte.

Au nord-ouest, c'est le magnifique amphithéâtre de Brame-Farine qui étale ses belles pelouses et ses champs de blés onduleux, divisés comme à plaisir par des ravins dont les taillis touffus dissimulent heureusement la profondeur. Ce sont ces gracieux chalets à demi cachés dans des bouquets de sapins et disséminés sur la pente de la montagne. Au sud-est, l'immense rideau des premières montagnes alpines, moins cultivé, se couvre d'une végétation de haute futaie plus âpre à l'œil que les vergers et les champs de culture, mais dont les zones de plus en plus sombres s'harmonisent admirablement avec les rocs du Charnier et les cimes dentelées du Gleyzin qui couronnent l'horizon.

Au sud-ouest, la vallée se termine au col du Barioz, entre les pentes si fraîches du Crêt-du-Poulet et celle des Cinq-Pointes. De ce côté, l'aspect de la vallée, plus sombre et plus sévère, ne manque pas d'une certaine harmonie.

Au nord-est, le tableau s'agrandit et se prolonge jusqu'aux nébuleuses montagnes de la Haute-Savoie, aussi loin que le regard peut s'étendre.

Le fond de la vallée, où roulent avec fracas les eaux impides du torrent, se rétrécit entre les deux pentes opposées jusqu'au pied de Sainte-Marguerite, première montagne de Savoie, dont la surface riante étale au soleil de belles prairies. Le soir, quand le soleil, descendu derrière la masse de Brame-Farine, laisse toute la vallée dans l'ombre et qu'il éclaire encore le môle de Sainte-Marguerite et les hauteurs déchiquetées des Beauges, dernier rideau de ce magnifique paysage, c'est à cette heure qu'il faut jeter sur la toile le magique effet de ces accidents de lumière et d'ombre, et fixer le souvenir de ces lignes incroyables dont la nature seule a le secret. Depuis longtemps, les artistes fréquentent la vallée d'Allevard pour s'inspirer devant les sites pittoresques qui y abondent, et leur pinceau ne saurait épuiser les richesses de la nature dont le sol est couvert.

Tel est l'aspect de la vallée, dont l'ensemble ne peut être saisi d'un seul point à cause des nombreux accidents du sol et de la végétation, mais dont le rideau changeant surprend les regards à chaque pas, et laisse dans l'âme une douce émotion de paix et de bonheur.

Il n'y a rien d'exagéré dans ce que nous venons de dire sur la vallée d'Allevard, et nous ne prétendons point avoir fait comprendre le charme des sites qu'on y admire. Les impressions que font naître en nous l'aspect des beautés de la nature se sentent, mais ne se décrivent pas ; tous ceux qui ont habité ces montagnes les aiment du fond de l'âme et les quittent avec un secret désir de les revoir encore. Au milieu d'une nature si grande, si riche et si variée, le touriste fait une ample moisson de souvenirs, le malade conçoit de lui-même un espoir fondé de retour à la santé ; il admire un séjour que le Créateur a comblé de ses dons, et la bienfaisante action du traitement thermal, répondant à cet heureux état de l'âme, pénètre son corps avec l'air pur qu'il respire ; cette satisfaction intime s'accroît de tout le bien-être physique ; ses forces grandissent avec le besoin de parcourir une contrée dont tout le monde vante les merveilles, et la fin du séjour vient trop tôt l'arracher au bonheur d'une vie pleine d'impressions dans le rien faire, pleine de calme dans son activité.

La Source thermale

La source thermale est située à 400 mètres de l'établissement, à l'entrée de la gorge du Bout-du-Monde, sur la rive gauche du torrent de Bréda. Un bâtiment abrite la source, ainsi que les pompes qui sont mises en mouvement par une roue hydraulique que fait marcher une chute d'eau prise au torrent de Bréda. Ces pompes aspirent l'eau dans le puits au fond duquel jaillit la source et l'envoient à l'établissement thermal.

A l'instant où elle est reçue dans un verre au robinet de la buvette située sur la source, l'eau minérale a une odeur franchement sulfureuse et laisse dégager, avec une effervescence très marquée, les gaz contenus dans l'eau et qui sont pour un litre :

	Cent. cubes.
Gaz acide sulfhydrique.	24, 75
— carbonique.	97, 00
— azote.	41, 00

Il se dégage autant de gaz que d'un verre de vin de Champagne que l'on vient de verser. Ce gaz trouble l'eau, qui peu à peu devient transparente par sa couche inférieure, et l'œil constate, à mesure du dégagement du gaz, qu'elle devient limpide jusqu'à sa surface. Sa température est constante : 16°,7 centigrades. Son volume reste toujours invariable. Cette basse température permet à l'eau minérale d'être transportée et d'être conservée sans qu'elle subisse d'altération. C'est un grand avantage qu'elle a sur les eaux sulfureuses thermales que le transport décompose si rapidement. Dans son important travail sur les eaux minérales de l'Europe, le docteur Herpin s'exprime ainsi sur l'action du gaz carbonique et des eaux carbo-gazeuses sur l'économie.

« L'acide carbonique est l'esprit vital des eaux minérales; c'est un de leurs principes les plus utiles et les plus efficaces. »

Non-seulement il aide, il soutient, il renforce l'action des principes minéralisateurs fixes ou solides contenus dans les eaux, mais il a encore par lui-même une action propre, une efficacité particulière et incontestable sur l'organisme. La valeur d'une source minérale peut, jusqu'à un certain point, être mesurée ou appréciée d'après la quantité d'acide carbonique qu'elle contient; le gaz est en quelque sorte pour les eaux ce que sont le bouquet ou l'arome pour la qualité des vins. Plus une eau minérale est riche en acide carbonique, plus elle est spiritueuse, vivifiante et facile à digérer, plus on est fondé à penser qu'elle contient aussi d'autres principes minéralisateurs essentiels; au contraire, moins une source contient de gaz carbonique, plus aussi elle est pauvre en principes actifs, plus elle est faible, indigeste et sans valeur.

Le caractère général de l'acide carbonique sur l'économie est une excitation douce, prompte, une stimulation vivifiante, rapide, mais passagère et de courte durée, du système nerveux et vasculaire, aussi bien que des organes, des excrétions, et surtout des sécrétions.

C'est comme un souffle immatériel qui ne laisse aucune trace de son passage.

Les effets de l'acide carbonique sur l'économie peuvent donc être comparés à ceux qu'y produisent les liquides spiritueux, mais avec cette différence importante qu'il est moins matériel, plus volatil; qu'il agit à la manière des corps impondérables, la chaleur, l'électricité, sans laisser de traces profondes et durables.

Enfin il exerce une action calmante et sédative dans certains cas d'éréthisme. Ici l'action du gaz acide carbonique est analogue à celle de divers autres stimulants qui narcotisent dans certaines circonstances quand on les administre à des doses convenables.

Les effets locaux de l'acide carbonique employé à l'intérieur ou à l'extérieur consistent dans un mode d'excitation particulière des nerfs de l'estomac, du canal intestinal et de la peau.

Sur l'estomac son action est calmante, altérante, mais point narcotique.

De son action sur les nerfs du canal intestinal, résultent une digestion intestinale plus rapide, une augmentation de l'absorption; et sur les nerfs cutanés, une activité plus grande de la peau dans sa double fonction d'organe sécréteur et absorbant.

Ces effets de l'acide carbonique sont absolument les mêmes, soit que l'on emploie ce gaz pur ou à l'état sec, soit en dissolution dans l'eau; dans ce dernier état, il s'échappe rapidement du liquide de petites bulles de gaz qui viennent s'attacher aux parois de l'organe ou du vase qui le renferme.

L'acide carbonique, dissous dans l'eau et porté dans l'estomac, exerce sur cet organe une action douce, stimulante et vivifiante; de là il passe dans le torrent de la circulation; il accélère le mouvement circulatoire et va porter son action dans le sang lui-même, dont il modifie l'état chimique et les qualités; son action s'exerce notamment sur les poumons, sur les organes les plus éloignés, les viscères de l'abdomen, de la poitrine, de la tête, et plus particulièrement sur les organes des sécrétions et sur le système nerveux.

D'après les lois de l'exosmose et de l'endosmose, il pénètre les différents tissus du corps; il est expulsé par les poumons et par la peau.

Si l'on fait usage, pendant un certain temps, de cet agent, il arrive dans toutes les parties du corps, modifie les principes solides et liquides de l'économie; il en améliore la composition et la qualité.

L'action particulière qu'exercent les eaux carbo-gazeuses prises intérieurement est des plus bienfaisantes et des plus salutaires. Dans l'état de santé, elles excitent la sensibilité propre des organes, augmentent l'appétit, les forces digestives, l'assimilation, le mouvement péristaltique des viscères et entretiennent la liberté du ventre.

L'action des eaux carbo-gazeuses sur les poumons est aussi des plus importantes et des plus précieuses.

Qu'elle soit le résultat d'une stimulation spécifique de cet organe ou bien de l'effet chimique du carbone qui surabonde dans le sang, et qui alors est sécrété en plus grande proportion par les poumons, que ce soit enfin le résultat de ces deux causes réunies, l'expérience a démontré que l'usage des eaux gazeuses produit les plus heureux résultats chez les personnes dont les poumons sont extrêmement irritables, disposées aux congestions pulmonaires, au crachement de sang, et par suite, même à la phthisie.

Il est démontré que l'acide carbonique est du petit nombre des médicaments, qui, dans toutes les variétés de phthisie pulmonaire, soit muqueuse, scrofuleuse ou purulente, exercent une influence des plus salutaires; il facilite l'expectoration, en améliore la nature, en diminue la quantité; il apaise la fièvre hectique; ce moyen a même produit plusieurs fois des guérisons radicales.

Je m'appuie ici sur ma propre expérience et sur celle de beaucoup d'autres pour certifier les bons effets que les eaux de Selters et d'autres analogues ont produit dans ces circonstances (Hufeland).

Elles sont recommandées contre les maladies chroniques de la poitrine, dans la disposition à la phthisie pulmonaire, surtout chez les personnes très sensibles, disposées aux congestions et aux inflammations, dans les cas où d'autres eaux auraient une action trop forte et par cela même nuisible.

La réaction de cette eau est franchement alcaline. Quand elle est restée vingt-quatre heures en repos, et qu'on l'examine dans l'intérieur même de la galerie, cette eau est parfaitement transparente et d'une couleur verdâtre; seulement sa surface est alors couverte d'une très légère pellicule de soufre hydraté, due à l'action de l'air sur l'acide sulfhydrique de la couche tout-à-fait extérieure. Dans les différents points où les sources prennent jour, on voit, à des intervalles plus ou moins rapprochés, venir se dégager à la surface du liquide, des bulles de gaz quelquefois peu volumineuses, qui donnent lieu, par moments, à un bouillonnement assez fort. Ce dégagement gazeux est d'ailleurs assez abondant pour qu'on puisse facilement recueillir le fluide qui le forme, en lui présentant un flacon plein d'eau et muni d'un entonnoir. Le gaz est, du reste, tout-à-fait semblable à celui que laissent échapper les autres sources sulfureuses, et dont M. Anglada a si bien fait connaître et la nature et l'origine. Nous en reparlerons plus tard, quand nous serons arrivés à l'analyse chimique.

Quand l'eau sulfureuse vient d'être puisée, l'odeur hépatique (odeur d'œufs pourris) qui lui est propre, est d'abord très faible et à peine sensible ; mais après quelques moments d'attente, elle se développe et finit par acquérir beaucoup d'intensité. Cette odeur fétide et désagréable devient extrêmement forte, quand l'eau est agitée quelques instants dans un verre rempli aux deux tiers et bouché avec la main. L'agitation, dans ce cas, a pour effet de favoriser le dégagement de l'acide sulfhydrique.

Après l'agitation, si on laisse l'eau minérale en repos, l'odeur devient beaucoup plus faible et l'on aperçoit un léger nuage. Lui fait-on ensuite éprouver de nouvelles secousses, l'odeur se reproduit avec autant d'intensité que la première fois, puis se dissipe de nouveau en grande partie par le repos ; le nuage du liquide se change alors en trouble léger. Cette agitation, renouvelée de la même manière jusqu'à douze ou quinze fois, donne toujours les mêmes résultats, si alors on continue l'expérience, l'odeur, à chaque agitation nouvelle, va en s'affaiblissant de plus en plus ; en même temps le trouble augmente et l'eau minérale devient un peu latescente. Vingt-cinq ou trente agitations successives dépouillent presque complétement l'eau de son principe sulfureux.

CHAPITRE II.

Propriétés thérapeutiques de l'eau sulfureuse d'Allevard dans les maladies chroniques des organes de la respiration.

Il y a peu d'années encore, des praticiens très expérimentés doutaient de la puissance médicatrice des eaux minérales. Leurs doutes, leurs préventions, tenaient à ce que beaucoup de médecins des eaux généralisaient trop la vertu curative de leurs sources minérales. Heureusement que des études cliniques consciencieuses, les travaux sérieux de quelques médecins, sont venus démontrer que, si les eaux minérales offraient quelque utilité comme moyen prophylactique, il était certain qu'elles avaient de véritables propriétés curatives dans certaines affections chroniques. Ils ont dirigé tous leurs efforts dans ce but, que leur spécificité était limitée. Ce n'est qu'après l'apparition de ces nouvelles recherches cliniques, appuyées sur des faits positifs, que les préventions se sont effacées et que la science hydrologique a pris le rang qu'elle mérite.

L'expérience a démontré qu'il était plus avantageux, pour les médecins autant que pour les malades, de déterminer d'une manière précise les affections auxquelles chaque source s'adresse et les conditions spéciales de leur emploi ; car mieux vaut une vertu assurée dans un petit nombre de cas, qu'une action incertaine dans beaucoup de maladies.

Il est donc du devoir de tout médecin des eaux de faciliter, dans chaque cas spécial, le choix d'ailleurs si important de la source minérale qui convient. Indiquer avec netteté et précision comment chaque source se comporte, en présence des divers états morbides auxquels, d'après les faits cliniques bien observés, d'après l'analyse chimique des principes minéralisateurs, on doit supposer que cette eau s'adresse ; établir les cas où elle est d'une efficacité bien marquée, ceux où elle n'exerce aucune action, enfin ceux où elle est nuisible ; voilà quelle est la tâche du médecin des eaux, qui doit considérer les sources minérales comme des agents thérapeutiques composés, à la connaissance desquels on ne saurait arriver que par l'expérimentation. Quant aux déductions, elles doivent être toutes basées sur les phénomènes physiologiques et les faits cliniques bien observés.

De même que certains moyens thérapeutiques présentent une tendance d'action plus déterminée pour une seule forme morbide tel que l'iode, le mercure, le quinquina, de même les eaux d'Allevard possèdent une action spéciale contre les maladies des voies respiratoires, sans toutefois que leurs propriétés curatives se bornent complètement à cette classe de maladies, car elles trouvent encore leur emploi avantageux dans quelques autres formes morbides.

Quand on compare les analyses des Eaux-Bonnes et celles d'Allevard on n'est pas étonné de voir ces deux sources minérales produire les mêmes effets. De même que les Eaux-Bonnes sont tout-à-fait différentes, par leur composition chimique de toutes les eaux sulfureuses des Pyrénées, de même les eaux d'Allevard diffèrent complétement de toutes les eaux minérales des Alpes. Il semble que la nature ait voulu être peu prodigue de ces sources si précieuses dans une maladie si fréquente et si rebelle aux agents thérapeutiques. Si l'expérience, l'observation clinique, n'avaient pas, par des faits si nombreux, si positifs, démontré les propriétés curatives des eaux d'Allevard dans les affections chroniques de la poitrine, la comparaison seule de la température, de la composition chimique presque identique de ces deux eaux minérales, comme les travaux analytiques des chimistes l'ont démontré, suffirait pour faire voir que leurs effets doivent être les mêmes.

Les eaux d'Allevard, de même que les Eaux-Bonnes, exigent, dans leur emploi sous forme de boisson, les mêmes ménagements et ne doivent être prescrites en commençant qu'à de faibles doses, qu'on augmente progressivement en en surveillant tous les effets. Prises au début d'un rhume, d'une affection catarrhale, on doit les considérer comme une très bonne tisane béchique, faisant rapidement avorter l'affection. Cette action n'est-elle pas la même que celle qu'attribuait Bordeu aux Eaux-Bonnes, qui les comparait à l'eau de mauve ?

Ainsi, sous forme de boisson, les eaux d'Allevard ont une action semblable aux Eaux-Bonnes, et donnent lieu aux mêmes phénomènes physiologiques ; mais ce qui établit la supériorité des eaux d'Allevard, c'est que leur abondance est telle, qu'on peut les administrer en bains, en douches de toutes espèces, et sous la forme d'inhalation de vapeurs sulfureuses chaudes ou tièdes et sous la forme purement gazeuse, permettant d'agir non-seulement sur la muqueuse digestive, mais encore sur toute la surface cutanée et sur toute la muqueuse pulmonaire; tandis que le faible volume de la source des Bonnes ne permet que l'usage de la boisson.

Il importe de signaler ici combien la boisson de l'eau d'Allevard est mieux supportée que celle de Bonnes. Tandis qu'à Bonnes on est obligé de donner à certains malades l'eau minérale à la dose de quelques cuillerées seulement, sous peine de voir survenir des accidents d'hémoptysie, les baigneurs, à Allevard, peuvent sans crainte en boire une plus grande quantité sans craindre des accidents redoutés à Bonnes.

A quoi doit-on attribuer cette cause ? est-ce à la présence de l'acide carbonique dans l'eau d'Allevard, à la moindre élévation au-dessus du niveau de la mer, et par conséquent à la plus faible pression barométrique, que tels phénomènes physiologistes doivent être attribués ? Certainement Allevard, n'étant qu'à un peu plus de quatre cents mètres au-dessus du niveau de la mer, tandis que Bonnes est à plus de huit cents mètres, l'air qu'on y respire est plus lourd. A Bonnes il pèse moins, et la diminution de la pression atmosphérique accélérant davantage la circulation du sang, les battements du cœur deviennent plus fréquents, plus rapides et les fonctions de la respiration deviennent aussi plus actives ; et comme les malades qui viennent à Allevard et à Bonnes ne respirent qu'imparfaitement sur une surface bien moindre de leurs poumons affectés par la maladie, et auraient besoin d'un air moins vif qui calmât cette fonction au lieu de l'activer, il résulte évidemment de cette différence de hauteur qu'à Bonnes les congestions actives doivent être fréquentes, tandis qu'à Allevard elles sont infiniment rares, sinon inconnues. Les phthisiques, dont le tissus pulmonaire est hépatisé, dont les bronches capillaires sont obstruées par des produits hétérogènes, montent très difficilement et ne peuvent respirer à une telle élévation que s'ils sont au repos complet.

Les deux analyses qui suivent parlent assez d'elles-mêmes et indiquent suffisamment que deux eaux si semblables dans leur composition chimique, dans leur température, doivent avoir les mêmes actions thérapeutiques, produire les mêmes résultats, et l'observation clinique, juge impartial et si compétent, a prouvé par des faits nombreux l'identique action de ces deux sources si précieuses pour l'humanité.

ANALYSE DES EAUX-BONNES ET D'ALLEVARD

EAUX-BONNES M. O. HENRY.		**EAU D'ALLEVARD** M. DUPASQUIER.	
		Produits gazeux	cent. cubes
Gaz acide sulfhydrique.	0,0055	Gaz acide sulfhydriq. libre	24,75
— acide carbonique...	0,0065	— — carbonique libre	97,00
Azote..................	traces	Azote....................	41,00
			162,75
		Produits solides	gr.
Carbonate de chaux....	0,0048	Carbonate de chaux...	0,305
Chlorure de sodium.....	0,3423	— de magnésie	0,010
— de magnésium.	0,0044	Chlorure de sodium...	0,503
— de potassium..	traces	— de magnésium.	0,061
Sulfate de chaux........	0,1180	Sulfate de chaux... ..	0,298
Silice et oxyde de fer....	0,0160	— de magnésie...	0,523
Matières organiques.....	traces	— de soude......	0,535
Iode..................	traces	Acide silicique	0,005
		Iode.................	0,006
Total.....	0,6045	Total...	2,240
Température...	27°	Température.	16°

Les eaux sulfureuses d'Allevard agissent, dans les affections chroniques des voies respiratoires et de la surface cutanée, et comme excitantes et comme altérantes, double action résultant de la présence dans ces eaux des gaz et des principes minéralisateurs qu'elles renferment.

Le traitement par l'eau sulfureuse d'Allevard doit avoir pour effet de déterminer, de développer une excitation générale dans tout l'organisme, s'étendant aux solides comme aux liquides, et dont l'effet doit se faire plus spécialement sentir sur l'organe malade, en observant avec la plus grande attention qu'il faut tenir compte des conditions morbides, de la période de la maladie, de l'âge et du tempérament du malade, si l'on ne veut pas s'exposer à de graves mécomptes.

Cette théorie de l'excitation est séduisante et exige que l'on s'entende sur la valeur que l'on doit attribuer à ce mot. Ainsi, l'*excitation thermale* doit être considérée comme un moyen propre à augmenter l'énergie vitale des organes, à faciliter l'accomplissement des fonctions: une stimulation générale de l'organisme, sous l'influence de laquelle la guérison d'une multitude d'affections liées à un état d'asthénie bien prononcée peut être obtenue. C'est ainsi que, le plus ordinairement, agissent les eaux minérales ; mais cette *excitation douce*, insensible des organes, diffère essentiellement de cette manière d'agir plus brusque, plus énergique, que l'on désigne ordinairement sous le nom d'*excitation*.

A Allevard, cette excitation se manifeste peu à peu, par un surcroit d'activité des organes sécréteurs, tels que l'abondance des sueurs, par l'apparition à la peau d'éruptions de formes variées, auxquelles on a donné le nom de *poussée*, et qui est véritablement l'indice le plus certain d'une excitation générale, signe précurseur d'une puissante modification imprimée à l'organisme tout entier, C'est alors aussi que commence à se faire sentir l'action altérante des principes minéralisateurs de cette eau, qui doit se continuer encore après que le malade a fini son traitement, et qui amène l'amélioration consécutive au traitement thermal.

Les eaux d'Allevard ont donc évidemment deux actions : l'une *stimulante*, réveillant les forces déprimées par les maladies chroniques, et l'autre *altérante*, agissant chimiquement par un travail lent et qui, quoique peu sensible, tend à rétablir l'équilibre dans les liquides altérés ; et c'est au soufre, à l'iode, etc., que l'on doit attribuer ces deux effets physiologiques et chimiques. « Ces eaux sulfureuses, a dit M. Pa-
« tissier, agissent par la boisson, les bains, et l'inha-
« lation, principalement sur deux vastes surfaces : sur
« la muqueuse gasto-intestinale, la muqueuse pul-
« monaire, et sur tout l'appareil tégumentaire. Elles
« excitent ces deux membranes qui, à leur tour, réa-
« gissent sur les autres organes liés avec elles par
« de nombreuses sympathies, activent leurs fonc-
« tions et modifient leur vitalité. Elles produisent
« dans l'économie une transmutation intime ; elles
« retrempent, en quelque sorte, le corps du malade. »

L'effet salutaire des eaux d'Allevard n'est pas toujours immédiat. Il arrive souvent qu'il se produit avec lenteur, et que la guérison n'est complète que longtemps après qu'on a cessé l'emploi des eaux. N'est-il pas évident qu'une maladie qui affecte l'organisme tout entier, ou même qui n'est que locale, mais qui est sous la dépendance d'un dérangement de l'ensemble des fonctions, ne cédera qu'après le retour de ces dernières à l'état normal ? retour qui ne s'effectue ordinairement qu'avec lenteur.

Inhalation gazeuse froide.

Si les établissements thermaux du Mont-Dore, d'Amélie-les-Bains, du Vernet, ont obtenu de grands résultats de leur vaporarium à température élevée, Allevard, par la création de ses salles d'inhalation de vapeurs, en 1849, a vu aussi dès ce moment s'accroître sa réputation, qui depuis s'est développée bien davantage encore après la création de sa première salle d'inhalation gazeuse froide.

Pendant les trois premières années de mon inspectorat, j'avais observé que les malades affectés de bronchites chroniques, de phthisie compliquant diverses affections pour lesquelles ils étaient venus prendre les eaux, se dirigeaient d'eux-mêmes vers une partie de l'établissement par où s'écoulaient les eaux des bains, et dont le plancher était à claire-voie ; qu'ils se donnaient rendez-vous aussi dans les corridors des bains dont l'air était chargé de gaz sulfhydrique ; je fus étonné des résultats qu'ils obtenaient et des modifications rapides obtenues dans les symptômes de leurs maladies.

Cette observation me frappa. Je fis l'analyse de l'air des cabinets de bains, de celui des corridors où séjournaient les malades, afin de me rendre un compte exact de sa composition. Je conçus pour la première fois l'idée de la création d'une salle d'inhalation gazeuse, qui ne contiendrait pas de vapeurs et qui par conséquent n'aurait pas les inconvénients de chaleur et d'humidité qui se trouvent dans les salles d'inhalation de vapeurs. Les malades qui entreraient dans ces salles ne seraient pas obligés, comme dans les vaporarium, de se déshabiller avant d'y entrer. Ils pourraient s'y livrer à la lecture, les dames y broder, y faire la conversation.

Cette salle, dont la température serait analogue à celle de l'atmosphère extérieure, ne contenant pas de vapeurs, permettrait aux malades d'y entrer à toute heure du jour, avec toute espèce de toilette, posséderait ainsi deux conditions très-importantes aux eaux: l'utile et l'agréable.

La composition chimique de l'eau sulfureuse d'Allevard indiquait suffisamment que les gaz qui entrent dans sa constitution et que les analyses chimiques ont démontré être ainsi composés :

Pour un litre :

PRODUITS GAZEUX

	centimètres cubes
Gaz acide sulfhydrique libre	24.75
Gaz acide carbonique libre et combiné	97.00
Azote	41.00

recueillis et amenés dans une salle, y formeraient une atmosphère dont la quantité de gaz pourrait être réglée à volonté et qu'il serait facile de renouveler au moyen d'une ventilation rapide. Il fallait donc que les principes actifs de l'eau minérale puissent se répandre dans l'air avec facilité en quantité suffisante et sans subir d'altération. Toutes ces conditions se trouvaient réunies dans l'eau sulfureuse d'Allevard, qui ne contient ni sulfure de sodium, ni de calcium, etc., mais seulement des gaz tenus en solution dans l'eau, qu'il était facile de faire usage de l'eau minérale et de mélanger à l'air en quantité convenable pour les faire respirer. D'ailleurs l'analyse de l'air des cabinets de bains, des corridors, où les malades allaient d'eux-mêmes chercher un soulagement, même la guérison, ne démontrait-elle pas que la création d'une salle où l'on amènerait ces gaz pourrait posséder des conditions tout aussi bonnes, sinon préférables à celles dans lesquelles se trouvaient les malades séjournant dans les corridors ? Pour que cette salle d'inhalation renfermât une atmosphère contenant les principes gazeux de la source, il fallait trouver le moyen d'enlever à l'eau sulfureuse tous ces gaz, et voici celui dont je conçus l'idée. Je pensais qu'en amenant directement l'eau de la source, en l'élevant jusqu'à une certaine hauteur et en la faisant retomber sous forme de pluie, les gaz contenus dans l'eau se dégageraient facilement et se répandraient dans l'atmosphère. M. Rocourt père, dont l'intelligence avait parfaitement compris ma pensée, voulut bien me seconder par son bon vouloir et consentit à faire construire la salle et l'appareil.

Il fit construire une pièce carrée, entourée de banquettes. Au milieu, on plaça une grande vasque élevée de 1 mètre 30 du sol, surmontée de plusieurs autres vasques superposées et de plus en plus petites à mesure qu'elles s'élevaient. Du centre de la plus élevée s'élançait un jet qui allait remonter, à une hauteur de deux mètres, à un chapiteau qui divise l'eau sous une forme de pluie, d'où elle tombe sur la première vasque, de celle-ci dans l'inférieure, et ainsi de suite jusque dans la dernière où elle se déverse, pour, de là, être entraînée au dehors de la salle.

Dans ces chutes successives de l'eau sulfureuse, les gaz qu'elle contient se dégagent dans la salle, dont

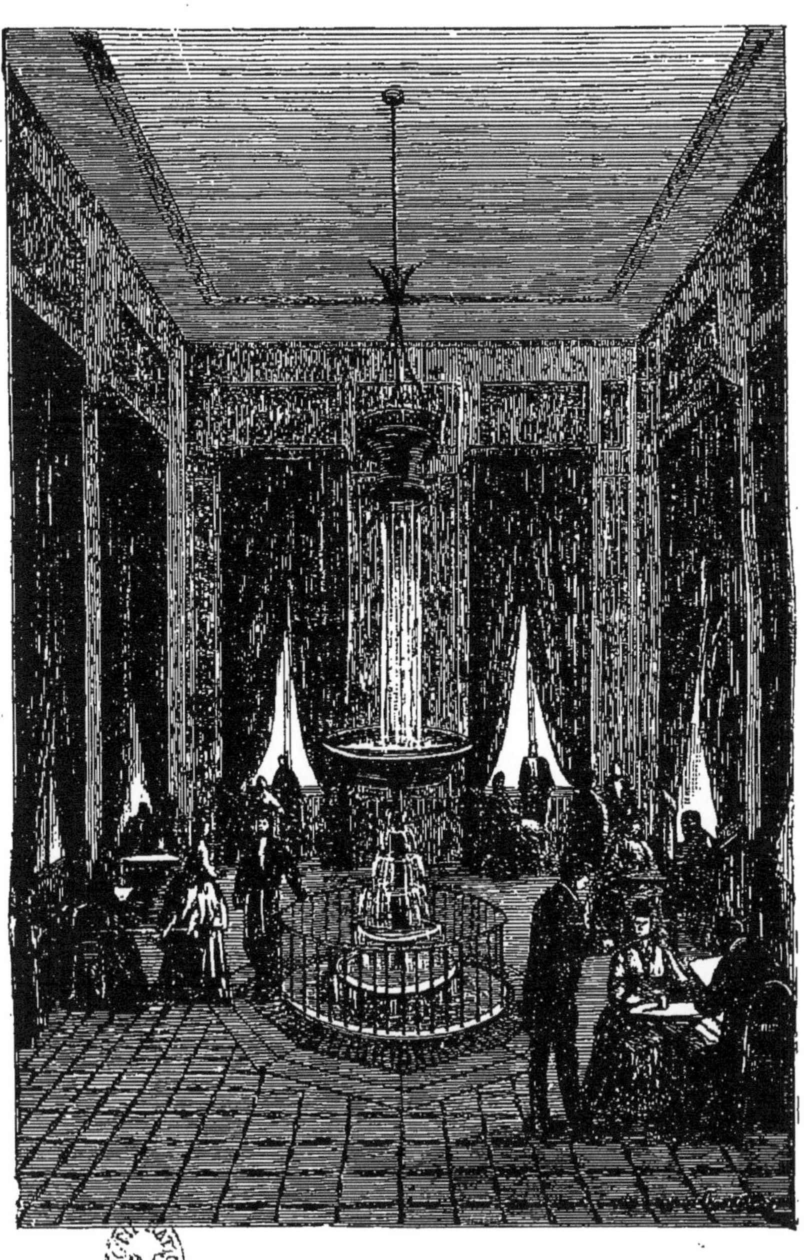

SALLE D'INHALATION GAZEUSE FROIDE

l'atmosphère est tellement imprégnée de principes sulfureux, qu'une pièce d'argent y devient noire en moins de dix minutes. Des clefs graduées, placées sur les conduits, permettant d'augmenter ou de diminuer le volume d'eau, servent à varier la quantité des gaz que l'on veut faire pénétrer dans la salle.

Telle fut la première conception du principe de l'inhalation gazeuse, qui, d'une observation empirique, devint une observation clinique tellement importante que, depuis, elle se répandit dans la science hydrologique et devint une méthode adoptée d'une manière absolue, dont les applications devinrent si générales et si variées, surtout après l'exposition universelle de Paris, en 1855, où j'avais envoyé le modèle do la salle d'inhalation dont j'avais conçu l'idée, et que M. Rocourt père fit construire à Allevard. Il est donc évident que c'est à la station minérale d'Allevard que l'inhalation gazeuze a pris naissance, pour de là devenir si générale.

Le modèle de cette salle, que j'avais envoyé à l'exposition universelle de Paris, obtint une médaille de 2e classe, et c'est alors qu'un certain nombre de propriétaires de sources minérales, frappés des résultats que j'avais obtenus par ce nouveau mode de traitement des maladies des voies respiratoires, se déterminèrent à en construire de semblables dans leurs établissements, et on vit bientôt créer des salles d'inhalation à Marlioz, à Saint-Honoré, à Enghien, à Cauterets, à Luchon, etc. Une fois adoptée, cette méthode curative subit plusieurs transformations plus ou moins heureuses, suivant la nature chimique des eaux ; car on comprend que pour l'établissement d'une salle d'inhalation gazeuse, il faut que les principes gazeux contenus dans l'eau minérale puissent se dégager facilement dans l'air en quantité suffisante et sans être altérés. Dès lors, il ne peut en être établi de semblables que près de sources gazeuses. Aussi le Dr Salles-Girons imagina-t-il alors un système de pulvérisation.

Il y avait une année à peine que cette salle fonctionnait à Allevard quand la Société de médecine de Lyon, qui avait pris sous sa protection scientifique l'établissement d'Allevard, fut frappée des résultats obtenus dans le traitement des maladies des voies respiratoires, après la lecture des observations que je lui fis sur les effets obtenus.

L'année suivante, plusieurs de ses membres, MM. de Polinière, Bouchacourt, Gensoul, Teissier et Grommier se rendirent à Allevard, au milieu de la saison thermale, pour étudier cette nouvelle médication, et ces habiles praticiens purent se rendre un compte exact du fonctionnement du procédé, ainsi que des effets produits sur les malades.

Cette salle devint bientôt insuffisante, et M. Rocourt père, qui avait compris l'importance de cette nouvelle création, construisit, en 1858, une autre salle beaucoup plus grande. Les brillants et nombreux résultats obtenus par cette médication nouvelle des eaux minérales, attirèrent à Allevard une si grande quantité de malades atteints des affections de poitrine, qu'il fallut, l'année suivante construire une troisième salle d'inhalation.

Cette médication produisit des effets si marqués dans la bronchite chronique, la laryngite, la phthisie, que les malades atteints de ces graves maladies y affluèrent de tous côtés, et l'on verra plus loin que si les cas de guérison de la phthisie ne sont pas aussi nombreux qu'on le désirerait; du moins le nombre des malades soulagés et dont la vie a été prolongée de plusieurs années par cette médication, même dans des cas très-avancés, avec cavernes volumineuses, on doit se trouver très-heureux d'avoir ainsi obtenu un moyen de soulagement et quelquefois de curabilité bien sérieux contre une maladie si terrible.

Il y avait à peine trois années que ces trois salles existaient, qu'elles étaient déjà insuffisantes et ne répondaient plus aux besoins du grand nombre de baigneurs qui augmentaient chaque année.

En 1869, les propriétaires se décidèrent à faire élever un bâtiment spécial qui contient sept vastes salles d'inhalation.

Dès le 1er mai 1870, le bâtiment était construit et les salles étaient ouvertes au public.

Cet édifice communique avec la belle galerie vitrée qui sert de promenoir et de salle d'attente aux baigneurs. Un élégant péristyle donne accès à un vaste vestibule orné de peintures murales. A gauche se trouve une des sept salles ayant, comme les autres, 5 mètres 70 de longueur, 7 mètres de largeur sur 6 mètres de hauteur. Les croisées ont 3 mètres 50 de hauteur, afin de faciliter le renouvellement de l'air. Le parquet est une belle mosaïque, et le plafond, ainsi que les parois, sont recouverts de peintures italiennes à la fresque. L'ameublement en est confortable et plus recherché que celui des autres salles. Elle est destinée aux familles et aux malades qui ne veulent pas être mêlés à la foule. Les six autres salles, aussi grandes que celle-ci, peuvent contenir chacune 50 malades, car leur capacité de 250 mètres cubes garantit leurs parfaites conditions hygiéniques. Au milieu de chacune de ces salles se trouve un appareil semblable à celui décrit plus haut pour la division des gaz.

Dans chacune se trouvent de petites tables, sur lesquelles les malades peuvent écrire, et c'est là où tous les jours les malades font leur correspondance, tout en suivant leur traitement, et de nombreux journaux, des brochures de toute sorte se trouvent réunis dans ces salles.

On voit quels succès a obtenu cette méthode, qu'il ne faut pas confondre avec la pulvérisation, procédé indispensable lorsqu'il s'agit de dégager le principe sulfureux dans les eaux qui le contiennent à l'état de sulfure alcalin, soit de sodium ou de calcium, tel qu'on le trouve dans les Pyrénées ou à Enghien, à Schinznach ou à Marlioz, En imaginant son procédé de pulvérisation, M. Salles-Girons s'est basé sur ce phénomène chimique qui démontre que toutes les eaux sulfureuses à principes fixes sont décomposées par l'oxygène de l'air, qui transforme en gaz acide sulfhydrique une partie du sulfure. De là la nécessité de réduire à l'état de poussière moléculaire l'eau minérale, afin que cette extrême division permette à l'air atmosphérique d'exercer son action sur toutes les molécules du liquide, faciliter la décomposition du sulfure et de le transformer en gaz sulfhydrique.

Malgré les puissantes pompes employées à la pulvérisation, les analyses de M. Réveil, des eaux sulfureuses de Schinznach et d'Enghien, démontrent qu'il ne se dégage que 20 pour cent de ce gaz, tandis qu'à Allevard l'eau minérale en laisse dégager plus de 95 pour cent dans les salles d'inhalation.

Les analyses de l'atmosphère de ces salles nous démontrent qu'un individu qui séjourne pendant une heure dans cette salle et qui fait pénétrer dans ses poumons 320 litres d'air, quantité moyenne que la respiration fait passer dans les organes respiratoires pendant ce temps, respire :

Gaz acide sulfhydrique.....	52,940 cent. cubes
— carbonique......	30,288 —
Oxygène..................	63 litres 52
Azote....................	240 id

Il n'est pas étonnant de voir une aussi forte proportion d'azote quand on sait que l'air atmosphérique, sur 100 parties, contient :

Oxygène......................	20,08
Azote	79,20

et que, par conséquent, 320 litres d'air pur renferment :

Oxygène................. 66 litres 56
et celui des salles d'inhalation, 63 litres 52, id. Il y aura une perte ou diminution de 3 litres 04 d'oxygène employé à décomposer le gaz sulhydrique.

On vient de voir quelle était la composition de l'air des salles d'inhalation et combien cette connaissance était utile ; on comprend facilement l'importance de rechercher ce que deviennent ces différents principes gazeux, lorsqu'ils ont pénétré dans les voies aériennes, et de là dans l'organisme, si une partie en est rejetée au dehors par l'expiration, si, au contraire, ils sont absorbés en totalité et ce qu'ils deviennent une fois qu'ils sont dans la circulation ; si le sang, les sueurs et les urines en éprouvent quelques modifications et s'ils sont éliminés par les sécrétions urinaires et cutanées.

Ce n'est donc que par une série d'expériences, souvent répétées dans les diverses phases des mêmes maladies, que l'on peut arriver à des données à peu près certaines sur ce sujet de physiologie, de chimie et de thérapeutique thermales si important à traiter.

L'expérience m'a démontré d'une manière positive que l'air expiré par les malades atteints d'affections chroniques de la poitrine contenait d'autant moins d'acide carbonique que l'affection était plus grave. Ainsi, toutes les fois que j'ai fait expirer les malades dans un tube laveur contenant de l'eau de baryte, il m'a été facile de constater cette diminution suivant la gravité et l'étendue de l'affection. De plus, j'ai également constaté que toutes les fois que l'état des malades s'améliorait, la quantité d'acide carbonique augmentait en raison de la diminution des produits de l'expectoration et de la toux. Ces faits sont tellement certains, que la quantité plus ou moins grande de ce gaz expiré peut servir à faire connaître l'état stationnaire, l'amélioration ou l'aggravation de la maladie. Toutefois, il ne faut pas oublier qu'un léger état inflammatoire augmente aussitôt la quantité d'acide carbonique.

Le gaz sulfhydrique qui pénètre dans les poumons est entièrement absorbé pendant la première heure qu'y passent les malades; à la fin de la première heure, si le traitement dure plusieurs jours, l'air expiré en contient toujours quelques traces et cela d'autant plus que les malades ont prolongé leur séjour dans les salles d'inhalation ; ainsi, en faisant expirer un malade dans un tube laveur contenant une solution d'un sel de plomb ou d'argent pendant la première heure, le liquide ne se trouble pas, et ce n'est qu'à la fin de la première heure qu'il y a un trouble léger. Après un certain nombre de jours, qui varie suivant les malades, alors que la peau exhale une forte odeur sulfureuse par la transpiration insensible, que les urines décèlent la présence de soufre, l'air expiré, soit pendant le jour, soit pendant la nuit, contient du soufre. Il en est de même des crachats. C'est pour moi un indice de saturation sulfureuse, et, si le traitement est continué, on voit survenir des douleurs d'estomac, la perte d'appétit, le sommeil agité, une constipation opiniâtre ou la diarrhée noire.

C'est au moment où le malade rejette ainsi du soufre avec l'air expiré qu'apparaissent les phénomènes qui indiquent que le malade est saturé de soufre et qu'il faut suspendre le traitement. Ainsi il arrive un moment où le malade est saturé d'eau minérale, où la boisson prise avec répugnance fatigue l'estomac, occasionne de la sécheresse, de la chaleur à la peau, détermine du malaise, de la faiblesse musculaire et une agitation marquée. Il existe alors une véritable saturation sulfureuse, qui explique le défaut de tolérance pour ce médicament. Dans ce moment, le soufre détermine une sorte d'intoxication dont une nouvelle dose trouble gravement les fonctions de l'organisme.

Ce degré de saturation varie beaucoup, et l'âge et le traitement, le régime, la maladie influent beaucoup sur ce phénomène.

Effets physiologiques. — Respiration. — Mouvements du cœur. — Hématose.

Portés directement sur les poumons par l'inhalation, les gaz sulfhydrique et azote déterminent sur ces organes un effet sédatif marqué, lorsque son action n'est pas trop prolongée. Trousseau avait déjà constaté ce fait : l'inhalation du gaz sulfhydrique respiré pendant un temps un peu long et à divers intervalles pendant la journée, calme la toux des malades et exerce une sédation très-marquée sur les mouvements du cœur ; ainsi les malades chez lesquels il existe en même temps que l'affection des poumons, un état morbide du cœur, une lésion organique accompagnée de palpitations, l'inhalation gazeuse diminue ces battements du cœur et contribue ainsi à atténuer l'affection des poumons en diminuant la quantité du sang que le cœur envoie à ces organes. Les accidents hémoptoïques diminuent de fréquence, de quantité, sont calmés rapidement sous l'influence de l'inhalation peu prolongée du gaz, et répétée à diverses reprises dans la journée.

La sédation sur les mouvements du cœur, sur la circulation, se manifeste également quand bien même cet organe n'est point affecté, et l'on comprend dès lors le bien-être qui peut résulter pour les poumons de ce ralentissement de la circulation et par conséquent de l'afflux sanguin sur ces organes.

Effets immédiats.

Lorsqu'on entre dans la salle d'inhalation gazeuse, la première sensation qu'on éprouve, c'est celle produite par l'odeur du gaz sulfhydrique ; après deux ou trois minutes on ressent au fond de la gorge un léger resserrement, une sorte de titillation accompagnée d'une saveur légèrement acidule. Peu à peu on éprouve un léger serrement aux deux tempes, une sorte de cordon autour du front et quelquefois surviennent de légers bourdonnements d'oreille, accompagnés d'un peu de vertige : c'est le moment où il faut sortir de la salle. Il suffit de rester au grand air pendant quelques minutes pour que ces phénomènes se dissipent sans laisser de traces.

On peut de nouveau, après un quart d'heure, rentrer dans la salle, où l'on ressentira encore ces mêmes effets qui, après une expérience d'un ou deux jours, ne reviennent plus : l'homme en santé comme l'individu malade, sont acclimatés ; dès ce moment, la durée de l'inhalation peut être augmentée, et c'est alors que se présentent de nouveaux phénomènes intéressant les organes de la respiration et de la circulation.

L'individu en santé, comme celui qui est malade, qui séjourne dans cette salle pendant un certain nombre de minutes, dont la durée peut être augmentée chaque jour par suite de l'acclimatation dans ce milieu, éprouve la sensation d'une douce chaleur dans la poitrine ; sa respiration devient plus large, plus rapide et plus profonde. Quelquefois une légère toux se manifeste et cesse bientôt. Les asthmatiques en éprouvent un bien-être réel, par suite de la plus grande facilité de l'acte respiratoire.

Les effets sédatifs de l'inhalation ont été constatés par tous les médecins qui sont venus à Allevard. Les professeurs Adelon, Bourdon, Hardy, Teissier, Bouchacourt, Gubler, les docteurs Rotureau, Constantin James, qui se sont beaucoup occupés de la science hydrologique, ont tous constaté cette sédation. Le docteur Patissier, dans les *Annales hydrologiques*, déclare aussi que l'atmosphère de ces salles paraît si agréable aux malades que, peu d'instants après leur entrée, ils expriment la sensation de bien-être qu'ils éprouvent par ces mots : Que je me trouve bien ! que je respire à l'aise ! Ces mots, ajoute-t-il, étaient prononcés par de jeunes phthisiques.

Les professeurs qui, comme on vient de le voir, ont constaté les effets sédatifs obtenus par les malades pendant leur séjour dans les salles d'inhalation, ont également constaté le ralentissement de la circulation et des battements du cœur. J'avais déjà observé l'abaissement du pouls chez les individus dont le cœur était à l'état normal et j'avais constaté que les mouvements en étaient diminués dans les cas pathologiques. D'ailleurs, Trousseau avait dit : « Qu'il est certain « que le système nerveux et le sang sont particulière- « ment influencés par le gaz sulfhydrique, qui a une « vertu stupéfiante très-manifeste. D'après cela, on « conçoit qu'il diminue l'excitation fluxionnaire du « poumon dans les catarrhes chroniques et dans les « phthisies commençantes, et qu'il ralentit les batte- « ments du cœur. »

Cet effet sédatif se continue pendant tout le temps du séjour de l'individu dans la salle, pourvu qu'il ne dépasse pas la durée de vingt à vingt-cinq minutes, qui varie du plus au moins, suivant la susceptibilité du sujet. Il se produit aussitôt après ce temps. Les mouvements du cœur qui avaient subi un ralentissement reprennent le rhythme qu'ils avaient lors de leur entrée dans la salle. Il en est de même des mouvements respiratoires qui reviennent au même nombre. Au bien-être éprouvé succèdent la sensation de chaleur, de resserrement à la gorge, la pesanteur, la douleur de tête, de la toux et une augmentation de la circulation. Les mouvements respiratoires deviennent plus accélérés.

Ces phénomènes physiologiques annoncent qu'il faut sortir de la salle et aller respirer l'air extérieur, sous peine de voir augmenter la céphalalgie frontale et survenir du vertige.

J'ai vu souvent des malades qui avaient voulu persister à rester dans la salle et que des médecins, ne voulant pas reconnaître les règles véritables de la méthode prescrite à leurs malades, obligeaient à prolonger leur séjour pendant plusieurs jours dans ce milieu, malgré les phénomènes morbides dont ils se plaignaient avoir des hémoptysies tellement sérieuses et éprouver une telle chaleur dans les poumons, qu'ils ne pouvaient plus continuer leur traitement : heureux si la maladie, à dater de ce moment, ne prenait pas une marche fatale.

En résumant les effets produits par le séjour d'un individu dans la salle d'inhalation, on arrive à cette conclusion, que j'avais déjà signalée, et que le docteur Collin, des eaux de Saint-Honoré, a également constatée.

Savoir :

1re période, période de sédation ;
2e période, période de retour ;
3^a période, période d'excitation.

Tels sont les phénomènes physiologiques produits par l'inhalation des gaz qui forment l'atmosphère des salles d'inhalation. On a voulu attribuer tous ces effets à la présence du gaz sulfhydrique ; mais, comme cette atmosphère est composée non-seulement d'acide sulfhydrique, mais encore d'azote et d'acide carbonique, n'est-il pas nécessaire d'examiner quelle influence ces deux derniers principes peuvent exercer sur l'économie, si l'on veut arriver à un résultat clinique sérieux ?

Quelques savants se sont livrés à des recherches sur l'action et sur les propriétés thérapeutiques de l'azote, sans arriver à des conclusions bien définies. Nysten avait pensé que, en rendant l'air moins excitant par une augmentation de la proportion d'azote, on le ferait respirer avec avantage aux individus atteints d'affections chroniques des voies respiratoires.

Quelques expériences amenèrent d'assez heureux résultats et montrèrent que les mouvements du cœur s'étaient modérés et qu'il exerçait une action réelle sur cet organe. Cette action sédative a été utilisée en Espagne, à l'établissement de Panticosa, où l'on se sert des inhalations azotées. Les faits observés semblent démontrer leur effet sédatif. Mais les résultats obtenus n'ont pas été suffisamment étudiés pour en tirer une conclusion précise ; cependant il est permis de dire que la présence d'une certaine quantité d'azote associée à la composition de l'air des salles d'inhalation et composé d'oxygène, de gaz sulfhydrique, d'acide carbo-

nique, peut et doit contribuer à l'action sédative que produit la respiration de ce mélange. D'ailleurs, les observations recueillies à Panticosa, en Espagne, dont les eaux contiennent une si grande proportion de gaz azoté, ont démontré les effets sédatifs de ce gaz sur les organes respiratoires irrités et sur la circulation du sang.

Le gaz acide carbonique contenu dans ces salles détermine aussi une action sédative, car tous les savants sont d'accord à ce sujet et ont démontré que si l'on respire de l'air contenant une certaine quantité de gaz, l'absorption de l'oxygène se ralentit, l'exhalation de l'acide carbonique diminue, tandis que l'absorption de l'azote augmente un peu. Il est donc évident que cette association de l'air atmosphérique, de gaz sulfhydrique, d'azote, d'acide carbonique, détermine les effets de sédation si manifestes chez les malades qui séjournent dans les salles d'inhalation d'Allevard et sur l'appareil respiratoire et sur celui de la circulation ; mais en n'oubliant pas la règle d'y séjourner peu de temps au début, afin de donner aux organes la faculté de s'acclimater à cette atmosphère.

Ainsi la durée de chaque séance ne devra jamais être prolongée au-delà de vingt-cinq minutes, maximum qui ne devra pas être dépassé sous peine d'accidents sérieux ; mais ce séjour de vingt-cinq minutes pourra être répété en quatre ou cinq fois dans la journée, après avoir respiré l'air pur pendant au moins une heure. Cette règle est indispensable, et de son observation résulte le succès ou l'insuccès.

Suivant M. le Dr Durand-Fardel, la pratique de l'inhalation réclame ainsi à Allevard, deux ordres de considérations : les unes relatives à l'action de l'inha-

lation sur les organes malades, les autres relatives aux conditions déterminées de ces derniers. Il s'agit là d'une pratique plus délicate peut être qu'il ne paraît au premier abord ; plus une médication se rapproche d'organes aussi susceptibles que ceux que l'on met en contact avec l'inhalation, plus elle réclame de réserve, et d'attention dans son emploi.

Salles d'inhalation de vapeurs.

De même que les établissements thermaux du Vernet, celui d'Allevard, pourvu d'une source sulfureuse très-abondante, renfermant par litre vingt-quatre centimètres cubes de gaz acide sulfhydrique libre, pouvait posséder des salles d'inhalation de vapeurs sulfureuses ; aussi me suis-je empressé d'en faire établir dès l'année 1849. De plus, comme cette eau est très-riche en principes gazeux, ainsi que le démontre son analyse, il m'a été facile de recueillir ces gaz, qui se dégagent de la source à gros bouillons, et de les amener dans une salle d'inhalation dont la température est semblable à celle de l'air extérieur. De là, la création, à l'établissement thermal d'Allevard, de deux espèces de salles d'inhalation.

Dans l'une l'atmosphère est saturée de vapeurs sulfureuses tièdes ou chaudes, à volonté, semblables à celles du Vernet ; dans l'autre, l'atmosphère est froide et purement gazeuze, comme on l'a vu plus haut.

Ces deux espèces de salles d'inhalation ont des applications thérapeutiques différentes, suivant les affections morbides, ainsi que l'expérience me l'a démontré.

Les salles d'inhalation de vapeurs sulfureuses sont indiquées dans les cas de catarrhes bronchiques sans expectoration, accompagnés de toux sèche et pénible, dans la phthisie au premier degré, dans l'asthme sec, dans les laryngites, les angines chroniques et toutes les fois qu'il existe de l'acuité dans les symptômes et de la douleur dans les organes de la respiration ; tandis que la salle d'inhalation gazeuse froide est employée dans les catarrhes avec expectoration abondante, la phthisie au deuxième degré, dans l'asthme humide, toutes les fois, enfin, que l'affection est accompagnée d'une sécrétion abondante.

Les salles d'inhalation de vapeurs tièdes renferment le même appareil que celui placé dans les salles d'inhalation gazeuse.

Il est installé de manière à laisser dégager une plus faible quantité de gaz. Dans chacune d'elles arrive un filet de vapeurs qui n'élève jamais la température à plus de 26 degrés, afin que l'atmosphère ne soit que tiède et puisse calmer une stimulation trop vive du pharynx, du larynx ou des bronches, que l'on voit quelquefois survenir pendant le traitement, ou une fluxion accidentelle.

Leur usage convient souvent au début du traitement chez des malades irritables.

CHAPITRE III

Effets physiologiques de l'Eau d'Allevard dans les affections catarrhales chroniques des muqueuses pulmonaires

ÉTUDES CLINIQUES DES SALLES D'INHALATION

La grande richesse de l'eau d'Allevard en principes sulfureux et iodés explique facilement quelle doit être l'action de ces principes minéralisateurs sur l'économie, et l'expérience m'a démontré quels étaient leurs effets physiologiques sur les systèmes cutané et muqueux.

Les effets sympathiques qui s'exercent entre la peau et les membranes muqueuses méritent la plus sérieuse considération de la part du médecin, car ils jouent un rôle de première importance dans leur marche et dans les moyens de traitement qu'on leur applique.

Comment n'en serait-il pas ainsi, puisque les muqueuses ne sont, pour ainsi dire, que la continuation de l'organe cutané, réfléchi dans toutes les cavités qui viennent s'ouvrir à la surface du corps et qui les tapissent dans toute leur étendue ?

Quand la partie de l'organe cutané, qui forme la face extérieure du corps, vient à cesser ses fonctions, ou qu'elle se trouve seulement modifiée dans son état physiologique, sous l'influence du froid, par exemple, celle qui tapisse les cavités du corps devient sympathiquement plus active : son système capillaire sanguin passe à un état de turgescence, lequel, en se prolongeant, dégénère en une véritable inflammation. C'est ainsi que le refroidissement de la peau, la suppression des sueurs, déterminent très promptement l'inflammation des muqueuses.

De toutes les muqueuses aucune ne se trouve plus influencée que celles des voies aériennes par les changements qui surviennent à la peau. Qui ne sait que le coryza, la pharyngite et la bronchite sont le résultat le plus ordinaire du refroidissement de l'organe cutané? Les sympathies qui donnent lieu à cette réaction de la peau, pour la production des phlegmasies des muqueuses, se retrouvent encore et agissent d'une manière analogue quand on applique à cette enveloppe extérieure du corps des substances qui peuvent modifier son action physiologique. C'est ainsi que toute irritation de l'organe cutané, déterminée par l'application du révulsif, tend à diminuer d'autant l'état inflammatoire des muqueuses, et particulièrement de la muqueuse pulmonaire, membrane que l'observation nous a appris à correspondre plus directement avec la peau.

Comment, après cela, ne pas comprendre que l'emploi thermal des eaux sulfureuses, et, en particulier, de l'eau d'Allevard, traitement qui exerce une action si puissante sur la peau, n'ait pas une semblable action sur la muqueuse pulmonaire ?

La muqueuse pulmonaire, ainsi que nous l'avons démontré, indépendamment de ce qu'elle a des sympathies plus puissantes que les autres membranes analogues avec la peau, se trouve encore influencée directement, soit par les vapeurs sulfureuses, soit par les émanations iodées que respirent les malades pendant le traitement thermal.

Les affections catarrhales des muqueuses constituent rarement des états morbides simples et sont liées souvent à des maladies constitutionnelles complexes ; mais, quelle que soit leur nature rhumatismale, scrofuleuse ou herpétique, le traitement sulfureux est également indiqué ; seulement le mode varie. Le catarrhe rhumatismal, le catarrhe muco-albumineux et même puriforme avec boursouflement muqueux, granuleux de la scrofule, le catarrhe fluxionnaire érythémateux, se trouvent bien des eaux sulfureuses. De là l'importance très grande pour le médecin de rechercher quelle a pu être la cause de l'affection catarrhale, quelle est sa nature. Cet examen doit être considéré comme très utile, et j'ai eu trop souvent à m'en louer pour que, à l'arrivée de chaque malade à l'établissement, je ne manque pas de me livrer à un examen minutieux des actes antérieurs de la vie de chacun d'eux.

J'interroge ses anciennes habitudes, les maladies qu'il a éprouvées, le genre de travail auquel il s'est livré et les antécédents de sa famille. Il est rare que cet examen, renouvelé à plusieurs reprises, ne me mette pas sur la voie de la cause principale qui, sans cela, serait restée inconnue. Une fois la cause reconnue, et le tempérament et la constitution du malade bien étudiés, je prescris le traitement qui doit être employé.

Les affections catarrhales chroniques peuvent être liées à trois causes diathésiques principales : 1° diathèse rhumatismale scrofuleuse et herpétique, donnant lieu à une expectoration différente et caractéristique : ainsi, le catarrhe rhumatismal produit une sécrétion mucoso-séreuse qui succède à des quintes de toux sèche et qui ne devient humide qu'à la fin de la quinte. Le catarrhe, lié d'abord à la scrofule, donne lieu à une sécrétion mucoso-albumineuse et puriforme avec le boursouflement granuleux de la muqueuse, qui appartient à la scrofule, et que l'on observe si bien dans les pharyngites granuleuses.

Le catarrhe dû à la diathèse herpétique a pour caractère la fluxion sèche de la muqueuse ou quelquefois la fluxion des follicules de la muqueuse accompagnée d'une sécrétion glaireuse. Dans ces différents catarrhes pulmonaires, l'indication des eaux sulfureuses est la même, et c'est là où est leur utilité spéciale, leur véritable triomphe : seulement le mode d'aministration diffère, ainsi qu'on va le voir.

« — Le catarrhe pulmonaire rhumatismal, dit « M. Astrée, pourrait être traité avec avantage dans « les divers établissements thermaux où l'on guérit « le rhumatisme, quelle que soit la nature de l'eau ; « seulement le succès sera plus certain, plus rapide « par une eau sulfureuse, à cause de la modification « hypercrinique toute spéciale du soufre sur la peau « et la muqueuse bronchique. »

La double action excitante et altérante de l'eau sulfureuse d'Allevard en fait en quelque sorte un spécifique physiologique et thérapeutique qui agit, et sur la surface cutanée, et sur toute la muqueuse, non-seulement pendant le traitement thermal, mais encore longtemps après qu'on a cessé l'usage des bains, des douches, etc. Ainsi, pour combattre cette forme catarrhale, l'eau sera prise en boisson, les bains devront être un peu chauds ; les douches, les bains de vapeur, en provoquant une forte dérivation sur la peau, en déterminant des transpirations abondantes, déplaceront la fluxion, et si à ce traitement dérivatif vient se joindre le séjour prolongé des malades dans les salles d'inhalation de vapeurs sulfureuses, qui agissent directement sur les muqueuses malades, on conçoit facilement que ce traitement devra nécessairement conduire à de bons résultats.

Le catarrhe chronique, dû à une diathèse scrofuleuse, exige un autre traitement, et présente encore une forme morbide contre laquelle l'eau sulfureuse d'Allevard a une action toute spéciale, due à la présence de l'iode contenue dans cette eau minérale, qui en fait un moyen thérapeutique altérant très puissant. Les bains seront plus prolongés, et les douches fréquentes, sans être suivies de fortes transpirations. Les malades séjourneront de préférence dans la salle d'inhalation gazeuse. Dans ces cas de pharyngite granuleuse, les malades se trouvent très bien de l'usage de douches tièdes d'abord, puis froides plus tard, dirigées directement sur la muqueuse pharyngienne. L'action de ces douches locales directes est aidée par la dérivation que produisent les douches chaudes administrées sur la nuque et autour du cou. Ce traitement ne tarde pas à faire diminuer les granulations, puis le boursoufflement de la muqueuse. Pour cela, le traitement thermal exige au moins un mois de séjour pour le malade. Ces injections réussissent également très bien chez les enfants atteints de pharyngite chronique, avec hypertrophie des amygdales. Chaque année il vient à Allevard un grand nombre de ces enfants, qui, sous l'influence du traitement thermal, guérissent rapidement. Le catarrhe pulmonaire chronique, lié à la diathèse herpétique, est beaucoup plus fréquent qu'on ne le croit ordinairement. Combien de fois ai-je vu des eczémas, des psoriasis, des impétigo, même des lichens, survenir chez des malades à Allevard, alors que le traitement thermal provoquait chez eux une très forte poussée! Interrogés par moi, ils avouaient alors avoir eu dans le temps quelque chose à la peau qui avait disparu, et c'est ainsi que, en rappelant leurs souvenirs, ils reconnaissaient que leur toux datait de la disparition de cet exanthème.

En relisant les nombreuses observations que j'ai recueillies, je suis étonné de cette fréquence alternative de dartres et de catarrhes. Ces catarrhes s'accompagnent ordinairement d'une sécrétion visqueuse peu abondante, ressemblant assez bien à une solution de gomme arabique et succédant à une toux sèche, pénible, accompagnée de dyspnée assez fréquente. Dans ces cas, les follicules seuls de la muqueuse, qui prend une coloration de vin, sont hypertrophiés. C'est dans les fosses nasales, le pharynx, la bouche, alors que la muqueuse de ces parties est atteinte, que l'on peut voir cette décoloration et cette hypertrophie, qui sont pour moi, avec cette sécrétion gommeuse, les vrais caractères de cette affection catarrhale. Ces faits m'ont conduit à admettre que, de même que la surface cutanée était le siége d'affections dartreuses, herpétiques, de même les muqueuses pouvaient être aussi atteintes. D'ailleurs, ne voit-on pas souvent à la surface du corps des dartres humides ou sèches exister en même temps que ces toux sèches, ces asthmes secs, ces chaleurs sèches, ces sensations d'aridité dans la poitrine dont se plaignent alors les malades? Tous ces phénomènes n'indiquent-ils pas de la manière la plus positive qu'il peut exister des affections herpétiques sur les muqueuses bronchiques, comme on les remarque sur la surface cutanée ? N'est-ce pas dans ces cas où l'eau d'Allevard, si puissante contre les affections cutanées, doit être considérée comme un spécifique qui agit sur la peau par les bains et sur la muqueuse pulmonaire par l'inhalation des vapeurs sulfureuses et des autres principes altérants qui sont entraînés avec ces vapeurs et qui, absorbés par la muqueuse, passent rapidement dans la circulation, après avoir exercé sur la muqueuse un véritable effet topique. Les bronchorées, affections essentiellement chroniques, sont le plus souvent liées aux rhumatismes, aux dartres.

Le catarrhe chronique n'est pas toujours lié à une diathèse ; il succède quelquefois à une inflammation aiguë qui a laissé après elle une irritation de la muqueuse avec sécrétion trop abondante. Cette forme catarrhale est encore plus facile à guérir que les précédentes.

Quant au catarrhe utérin simple ou lié à un engorgement de l'utérus, les faits si nombreux de guérisons obtenues à Allevard y attirent chaque année un grand nombre de malades atteints de ces affections. Il en est de même du catarrhe vésical, que les injections sulfureuses modifient rapidement.

Il est encore une sorte de toux qui cède rapidement à l'action de l'eau d'Allevard et de l'inhalation de ses vapeurs : je veux parler de cette petite toux consécutive à la coqueluche chez les enfants, qui est accompagnée d'un léger érithisme nerveux, et qui est souvent l'origine de l'asthme chez les enfants. Les faits très nombreux que je possède m'ont démontré que, dans ces cas, l'eau d'Allevard est un véritable spécifique.

Il serait facile de multiplier les observations d'asthmes guéris à Allevard.

De la curabilité de la phthisie à Allevard.

Existe-t-il, parmi les médecins qui, dans leur carrière médicale, ont assisté aux longues agonies des phthisiques, qui ont toujours vu leurs souffrances se terminer par la mort, et qui, par l'autopsie, ont constaté les énormes désordres causés par cette terrible maladie, en existe t-il un seul qui n'ait pas été frappé de découragement ? Ne semble-t-il pas qu'il soit impossible de remédier à ces vastes désordres, à ces indurations étendues, où toute organisation normale paraît avoir disparue ; à ces infiltrations séreuses et purulentes ; à cette transformation du tissu pulmonaire en une masse concrète grisâtre où le scalpel, le microscope, ne démontrent ni vaisseaux, ni filets nerveux à ces cavernes parfois si vastes et si nombreuses dans lesquelles s'amasse et se putréfie un liquide purulent ou puriforme ?

Les lésions si remarquables du foie des phthisiques, que l'anatomie pathologique nous a démontrées, la présence des tubercules dans divers organes, la fièvre hectique, la cachexie tuberculeuse, qui complique encore l'état de ces malades : tous ces désordres ne semblent-ils pas encore augmenter cette impossibilité curative ?

Cependant il était réservé à l'illustre inventeur de l'auscultation, Laënnec, de démontrer le premier que la phthisie et les désordres qui l'accompagnent pouvaient, dans quelques cas, être guéris.

Ce savant observateur a clairement démontré que les tubercules ramollis peuvent être éliminés ; que la cavité, résultat de cette évacuation, pouvait être tapissée par une sorte de membrane muqueuse, ou bien que cette cavité pouvait se cicatriser, et qu'enfin ces concrétions tuberculeuses pouvaient, dans certains cas, se pénétrer de phosphate ou de carbonate calcaire et se changer ainsi en concrétions inertes pouvant séjourner impunément dans le poumon.

Depuis lors, des faits nombreux ont été recueillis, et les belles recherches de MM. Andral et Grisolle sont venues démontrer la vérité que Laënnec avait annoncée le premier.

L'observation permet donc d'admettre comme possible la guérison de productions tuberculeuses dans les poumons. D'ailleurs, combien de praticiens ont vu les symptômes les plus évidents de la phthisie se déclarer, se développer pendant des mois et des années, reparaître après un temps plus ou moins long et suivre une marche prompte et funeste ? N'est-il pas évident que, dans ces cas là, certaines masses tuberculeuses pulmonaires se sont guéries de la même manière que l'on voit dans les ganglions cervicaux, pénétrés de tubercules, se ramollir, se transformer en abcès, et la cavité qui en est la conséquence, se cicatriser ? D'ailleurs, les tubercules des os ne sont-ils pas susceptibles de se guérir ! Et pourquoi n'en serait-il pas de même des tubercules pulmonaires ?

Un grand nombre d'autopsies faites à la Salpétrière ont démontré de la manière la plus évidente que, chez un certain nombre de vieillards, les tubercules isolés des poumons sont, plus fréquemment qu'on ne le pense, susceptibles de se terminer par des cicatrices et par des indurations crétacées.

On sait que la phthisie dépend soit de causes externes, soit de causes internes.

Les causes externes telles que la misère, la tristesse, le non renouvellement de l'air respirable, la privation de lumière, etc., peuvent provoquer l'affaiblissement et la dégradation de l'appareil immédiat de la nutrition, de façon que dans l'inflammation ou la congestion simple des organes respiratoires, le tissu plasmatique n'offre plus au sang que des éléments imparfaits, atrophiques, misérables, et qu'au lieu de pus et de productions résorbables, ce sont des tubercules qui naissent; mais les choses ne se passent pas toujours ainsi, et les phthisies de cause interne sont au moins aussi fréquentes, sinon plus, que les phthisies de cause externe.

Les causes externes sont générales ou locales : générales quand elles agissent sur le tissu nourricier de l'économie entière (misère, privation de nourriture, de lumière) ; locales, quand elles épuisent et pervertissent par leur action presque incessante la vie végétative de l'appareil respiratoire (bronchites fréquentes, respiration de poussières animales ou végétales, etc.). Les unes et les autres sont à la fois prédisposantes et déterminantes. Les premières provoquent la phthisie primitive, les secondes la phthisie consécutive. Enfin les causes générales et les causes locales se confondent souvent et de leur association résultent les formes les plus graves de la phthisie.

Les causes internes sont multiples : ainsi l'arthritisme, l'herpétisme, la scrofule, la syphilis, qui constituent des maladies constitutionnelles, produisent la phthisie.

M. Pidoux a dit que la goutte excluait la phthisie. Oui, si le principe uricémique se concentre sur les articulations et y épuise son action. Mais si les articulations restent indemnes, des bronchites, des congestions et des sub-inflammations se déclarent et se répètent, la tuberculose pourra se déclarer tout aussi bien que dans un tissu plasmatique languissant et avarié, comme les causes extérieures l'herpétisme engendre la phthisie consécutive et la phthisie primitive, selon qu'il agit sur l'appareil respiratoire ou le tissu plasmatique de toute l'économie ; mais avec cette différence qu'il peut atteindre plusieurs organes simultanément ou successivement et créer ainsi des antagonismes qu'on ne rencontre pas ordinairement dans les phthisies de cause externe.

Les manifestations primordiales de l'herpétisme sont : du côté de la portion excrétante, la trachéïte et la bronchite simple, l'érythème, qui se distingue de l'inflammation par absence de fièvre et le peu d'abondance des crachats, les herpétides cunéiformes (bronchorrée, bronchite glanduleuse) et l'asthme ; du côté de la portion sécrétante, la congestion et l'emphysème pulmonaire. Il s'en faut que ces diverses herpétides aient la même influence sur la production de la tuberculose des poumons ; la congestion pulmonaire vient en première ligne, puis l'inflammation et l'érithème. Les herpétides cunéiformes aboutissent rarement à la tuberculisation, l'emphysème et l'asthme paraissent l'exclure. La raison de cet antagonisme réside à mes yeux dans les altérations de texture qui constituent l'emphysème pulmonaire, telles que l'atrophie progressive et la disparition même du tissu conjonctif, l'oblitération des vaisseaux capillaires, des petites veines et des artérioles, l'état graisseux des cellules épithéliales. Ces conditions sont en effet essentiellement défavorables à l'évolution et à la résorption des produits phymatiques.

L'emphysème pulmonaire procède souvent de l'herpétisme, et il succède à l'hypérémie du réseau capillaire des lobules quand il n'est pas le résultat d'une cause mécanique, c'est-à-dire de la toux, de la dyspnée ou de la dilatation primitive des vésicules par suite de la suractivité de la glande pulmonaire, ainsi que cela arrive dans les glandes sébacées (stéarrhée) et les glandules bronchiques (bronchorrée).

Je crois que c'est encore à la dilatation primitive des vésicules pulmonaires, par la rétention de l'air et des gaz, que le poumon sécrète, par conséquent au développement de l'emphysème, qu'il faut attribuer l'antagonisme de l'asthme et de la tuberculose.

On attribue en général un rôle si important à la scrofule dans l'étiologie de la tuberculose, que plusieurs pathologistes confondent ces deux maladies et ne voient dans la phthisie, à l'exemple de Graves, que la scrofule des poumons.

Rien n'est moins justifié, car ce sont les productions purulentes qui dominent dans la véritable scrofule, dans la scrofule primitive et fortement caractérisée, comme je l'ai déjà dit. Mais une fois la puberté dépassée, la scrofule perd sa virtualité, et ses manifestations tendent à s'éteindre. Alors, en effet, la constitution des scrofuleux se modifie profondément : les élaborations blanches diminuent peu à peu, le système lymphatique, d'abord exubérant, s'appauvrit et s'étiole, c'est pourquoi les suppurations disparaissent et l'organisme devient facilement accessible à la tuberculose. Du reste, la scrofule se transforme souvent en herpétisme chez le même individu, et cette mutation directe est une conséquence toute naturelle des rapports qui existent entre les deux maladies constitutionnelles, au point de vue pathogénique.

C'est donc surtout la scrofule usée, dégénérée, abâtardie, la scrofule sèche, si je puis m'exprimer ainsi, qui offre un terrain propice à l'hétérogénie tuberculeuse. Elle agit alors plutôt comme cause prédisposante que comme cause déterminante. Il en est de même de la syphilis ; toutefois, le virus vénérien, agent essentiellement catalyseur, peut produire directement la tuberculose ; mais cette manifestation ultime de la syphilis est rare.

Au résumé, les causes internes de la phthisie étant des maladies constitutionnelles, c'est-à-dire l'herpétie, la scrofule et la syphilis, on comprend facilement que les eaux minérales sulfureuses puissent guérir la phthisie, qui présentera des variétés nombreuses sous le rapport des symptômes, de la marche, de la gravité et du traitement ; si l'action des causes externes et celle des causes internes vient à se manifester sur un individu, c'est surtout la nature des causes qui doit fixer l'attention, parce qu'elles exercent une influence réelle, niée par quelques-uns, méconnue par beaucoup, sur la marche et l'issue de la maladie.

Bien des praticiens ne croient pas à la curabilité de la phthisie, je crois qu'ils sont dans l'erreur, et je puis dire avec la plus entière assurance, que mes vingt-cinq années d'expériences passées à Allevard et consacrées à l'étude de cette maladie, par l'emploi de cette eau minérale sulfureuse silicatée et iodée, m'ont démontré la curabilité de cette maladie. La clinique m'en a fourni des preuves convaincantes. D'ailleurs, la nature de la maladie, la diversité et même l'universalité des causes qui la produisent, indiquent qu'on peut en arrêter les ravages.

Des deux formes principales de la phthisie, l'une est plus guérissable que l'autre. Il est plus facile d'enrayer et surtout de prévenir l'infection phymatique, que de ramener à son mode normal la force plasmatique spontanément affaiblie et divisée. Aussi la guérison de la phthisie consécutive doit être plutôt admise que la curabilité de la phthisie primitive.

C'est surtout la nature des causes qui indique la curabilité, et non parce qu'elles exercent une influence réelle sur la marche et l'issue de la maladie. Or, les phthisies de cause interne, surtout les phthisies herpétiques, qui sont au reste de beaucoup plus fréquentes, présentent des conditions de curabilité que les phthisies de cause externe n'offrent pas généralement, et cela pour plusieurs raisons. Les causes génératrices de la tuberculose herpétique exercent une action moins profonde que les causes externes ; elles n'ont pas besoin, pour se produire, de cette usure de la forme plasmatique ; par conséquent les néoplasies trouvent un terrain moins propice à leur prolification, à leur action infectante et destructive. Et puis, il est rare que la cause génératrice concentre son action sur un seul organe ou sur une seule espèce de tissus. Si la cause constitutionnelle concentre tous ses effets sur un organe, elle sera plus difficile à guérir ; mais si, au contraire, l'herpétisme, le virus syphilitique disséminent leur action sur plusieurs systèmes à la fois, la peau, les muqueuses, l'estomac, les nerfs, les souffrances sont généralisées mais moins actives, moins fortes que si elles étaient concentrées sur un point.

Si le nombre des cas de guérisons de phthisiques par les eaux minérales n'est pas très grand, il faut l'attribuer à ce que les médecins envoient trop tard leurs malades aux eaux minérales ; car il n'y a pas de sources thermales qui puissent ressusciter les morts. Et pourtant, ne sont-ce pas de véritables résurrections que nous sommes appelés à faire, quand on nous envoie des malades tombés au degré le plus bas de la misère physiologique, chez lesquels la nécrobiose a envahi l'appareil immédiat de la nutrition et les organes les plus essentiels à la vie ? Or, que peut le médecin des eaux en face d'une pareille destruction ? Cependant, j'ai vu de ces agonisants renaître en quelque sorte sous l'influence des eaux, momentanément sans doute ; mais en faut-il davantage pour démontrer la puissance d'une médication malheureusement employée trop tard ?

Dans l'étude de la nature et des causes de la phthisie pulmonaire, et des maladies tuberculeuses en général, il faut pénétrer plus avant qu'on ne le peut, au moyen des recherches histologiques.

L'observation clinique nous démontre que la manifestation de ces formes de maladies des poumons, aiguës ou chroniques, doit être regardée comme le résultat et preuve d'une diminution sérieuse, peut-être finale de l'énergie nerveuse et vitale. En autres termes, on peut la regarder comme l'évidence indubitable d'une ruine commençante de l'organisation, par suite de défaut de puissance nerveuse et d'activité vitale.

Il est donc évident que souvent cette maladie est

au-dessus des ressources médicales, à moins que la vitalité de l'individu ne soit ravivée, ses forces relevées, la maladie sera des progrès et la vie sera anéantie, dans un temps plus ou moins long, selon la constitution et la forme de l'affection.

L'essence de la vie est la vitalité organique qui varie selon l'espèce, selon l'individu. Toute organisation, soit animale, soit végétale, naît et se développe avec une vitalité déterminée d'avance et différente.

La durée moyenne de la vie des phthisiques n'est pas atteinte chez ceux qui, bien qu'ayant été créés dans des conditions défavorables, avec une vitalité défectueuse, ou chez lesquels la vitalité, à l'origine normale a été modifiée, entravée, amoindrie, détruite par les conditions défavorables dans lesquelles l'existence s'est passée.

C'est dans de telles considérations qu'il faut chercher la véritable cause de l'origine de la phthisie pulmonaire et de la tuberculisation en générale. C'est aussi dans ces considérations qu'on trouve l'explication des formes ou type sous lesquels la maladie se présente, et celle des résultats du traitement. Nous y comprenons la prédisposition héréditaire.

La phthisie pulmonaire, envisagée de cette façon, loin d'être un fléau inexplicable, attaquant sans raison les jeunes et les vieux, devient une des prévisions par lesquelles l'intégrité de la race humaine a été protégée.

Si ceux qui, de naissance ou autrement, sont faibles ou souffreteux, chez lesquels la vitalité est affaiblie originellement ou secondairement pouvaient habituellement propager leur espèce, de manière que leurs enfants vécussent, la race humaine dégénérerait bientôt et s'éteindrait.

La phthisie pulmonaire est, en réalité, une des maladies destinées à éliminer ceux qui sont faibles, imparfaits, et par suite ineptes à perpétuer la race humaine dans son intégrité.

Un homme, une femme, qui sont délicats, qui ont hérité d'une mauvaise constitution, qui souffrent d'une maladie chronique, ou qui ont été affaiblis par la maladie, par les privations, par le chagrin, ou par les excès des parents, en un mot chez lesquels la vitalité organique est affaiblie, ne peuvent donner une forte ou même une moyenne vitalité à leurs enfants. Nul ne peut donner aux autres ce qu'il ne possède pas lui-même. Il en est de même avec les plantes. La graine d'une plante jeune et vigoureuse produit des plantes saines et fortes, tandis que les graines de plantes vieilles, affaiblies, malades, produisent des rejetons pareils.

Les enfants qui viennent au monde dans des conditions défavorables, comme les plantes, peuvent présenter d'abord l'apparence de la santé, peuvent être beaux et vigoureux, mais cette condition ne dure pas.

C'est une déception, car la vitalité originelle est défectueuse. De tels êtres sont comme de mauvaises montres, faites avec des rouages inférieurs. Elles ont bonne apparence et vont bien pour un certain temps, mais bientôt elles se dérangent et puis s'arrêtent.

C'est de cette façon que s'explique la mort par la phthisie, à l'âge de 10, 15 et 20 ans, de jeunes gens en apparence sains, mais doués d'une vitalité appauvrie, et cela même quand ils ont été élevés et ont vécu dans des conditions favorables pour la santé et pour la vie. Ils ont déjà épuisé la dose de vitalité qu'ils ont reçue de leurs parents. Ils ont usé leur capacité et leur puissance constitutionnelle, et la ruine de leur organisation se manifeste par la phthisie qui termine leur carrière terrestre, à moins qu'un traitement hygiénique rationnelle et énergique ne parvienne à remonter leur vitalité.

Ceux qui sont nés avec une certaine dose de puissance vitale peuvent l'affaiblir. Des conditions hygiéniques défavorables, les accidents, les inquiétudes, les chagrins de la vie, les accidents fatigants ou pénibles qui accompagnent les combats de l'existence, peuvent aussi détériorer une constitution bonne dans le principe et affaiblir, ou même anéantir la vitalité.

Parmi les moyens propres à relever la constitution, il faut d'abord signaler l'hygiène corporelle, l'alimentation, la respiration, surveiller les fonctions de la peau, l'exercice, l'hygiène mentale, les passions.

Les eaux sulfureuses d'Allevard possèdent deux puissantes propriétés, bien propres, bien capables de relever la constitution des enfants.

La puissance excitatrice, altérante et reconstituante de cette eau, propriétés qu'elle doit à la présence de ses gaz, du soufre, de l'iode et du fer qu'elle contient, peuvent être mises au premier rang, et combien d'enfants, nés de parents phthisiques, qui sont venus à Allevard, ont pu traverser l'époque critique et arriver à l'âge de 30 ans, pleins de vie et de forces et dont la constitution avait été complètement modifiée.

Quoi qu'il en soit, l'expérience que j'ai acquise par vingt-cinq années d'études des eaux d'Allevard, dans un très grand nombre de cas de phthisie, m'a démontré que cette eau minérale pouvait, chez beaucoup de malades, non seulement enrayer la marche de la maladie, mais procurer des cas de guérison.

Les faits qui ont été bien observés ont appris que, si la phthisie pouvait être guérie, cette guérison ne devait être espérée que dans les cas où un seul des poumons est atteint, où le foie n'est pas malade, où la rate et les intestins ne sont pas atteints d'ulcérations tuberculeuses.

De même que l'eau d'Allevard réussit dans les diathèses scrofuleuses, dartreuses et rhumatismales, de même elle produit de bons effets dans la diathèse tuberculeuse, affection essentiellement héréditaire, caractérisée par la formation et l'évolution d'un produit spécial non organisé, le tubercule, qui se développe le plus ordinairement dans le poumon sous les formes miliaires, de tubercule cru, ramolli ou enkysté. Il s'accompagne, chez les individus qui en sont atteints, d'un état cachectique caractéristique et dispose les parties qui l'avoisinent à la congestion, à l'inflammation. Dans sa marche, il se ramollit et se fond en suppuration ; d'abord le centre du tubercule prend une apparence caséeuse demi-liquide, puis se transforme en un liquide puriforme. Dans son ramollissement, les parties voisines du parenchyme pulmonaire tombent en suppuration.

La diathèse tuberculeuse se rattache à la scrofule, et tout porte à penser qu'elle en dérive. Elle se divise en deux formes : l'une générale et l'autre locale. Dans la première, les tubercules sont disséminés dans tous les organes. Elle est alors accompagnée d'une cachexie générale, qui détermine rapidement la mort. Dans la forme locale, un seul organe paraît atteint, et s'il est peu essentiel, les accidents sont moins graves.

La marche des tubercules est lente en général, et l'on voit beaucoup de phthisiques vivre ainsi pendant plusieurs années.

Quelquefois sa marche est très rapide et la maladie revêt une forme aiguë, pendant laquelle des bronchites, des pneumonies partielles entretiennent un état congestif, fluxionnaire, phlegmasique, autour des tubercules, hâtent leur évolution et par conséquent leur ramollissement et leur fonte purulente. Dans la phthisie, ce n'est pas le tubercule qui détermine la mort, ce sont les accidents qu'il provoque, les hémoptysies répétées, la fièvre hectique, etc.

La présence de tubercules dans le poumon produit les mêmes phénomènes qu'un corps étranger ; il tend à congestionner les parties voisines, et si l'on parvient à prévenir cette congestion, la phlegmasie locale, la fluxion, il peut rester stationnaire, s'enkister ou se transformer en un produit crétacé.

Il est donc évident que les eaux sulfureuses, qui conviennent si bien pour les fluxions, les congestions, les phlegmasies chroniques, trouvent ici une juste application. L'on ne peut nier que des phthisiques aient été guéris aux Eaux-Bonnes et il en est de même pour Allevard.

Depuis quelques années, beaucoup de phthisiques sont venus à Allevard et y ont suivi le traitement thermal. Les faits que j'ai recueillis m'ont appris que le succès arrivait souvent chez les sujets lymphatiques atteints de tubercules, bien qu'ils fussent accompagnés de fluxions catarrhales abondantes, de diarrhées, de sueurs et même de fièvre hectique. Dans quelques-uns de ces cas, qui semblaient désespérés, le traitement sulfureux faisait disparaître les fluxions, les sueurs, et même la fièvre hectique. L'excitation douce produite par le traitement thermal, l'effet émollient, sédatif de l'inhalation des vapeurs sulfureuses, l'action altérante déterminée par le soufre, l'iode et les autres principes contenus dans l'eau minérale, relèvent les forces déprimées, calment l'éréthisme nerveux pulmonaire, modifient l'organisme, rendent à la peau ses fonctions perverties, l'affranchissement de toute impressionnabilité fâcheuse aux changements de température. Ce traitement amène la résolution de l'engorgement des parties de l'organe qui entourent le tubercule et en prévient la fonte qui, sans cela, aurait lieu en même temps que le tubercule. Il ne reste plus alors dans le poumon que des tubercules disséminés ou des excavations qui finissent par se cicatriser. Tant que de nouvelles congestions, de nouvelles phlegmasies ne surviennent pas, le tubercule reste stationnaire ou se transforme en matière crétacée ; mais si de nouvelles fluxions arrivent, de nouveaux symptômes fâcheux se déclarent bien vite.

Tels sont les phénomènes que détermine le traitement thermal par l'eau d'Allevard chez les phthisiques. Mais on ne doit pas perdre de vue qu'il ne faut pas attendre que les malades soient dans le marasme, dans un état d'épuisement ; car alors, loin d'être utile, le traitement devient nuisible et abrège les jours du malade.

Chez les personnes à tempéraments sanguins ou nerveux, le traitement doit différer essentiellement de celui des sujets lymphatiques. Dans ces cas-là, il faut se tenir en garde contre les hémorragies ; le traitement doit être doux, si l'on veut aider à la fluxion hémorragique. Il doit être plutôt dérivatif, et l'on doit principalement agir par les inspirations de vapeurs qui calment la toux sèche, l'irritation, si fréquentes chez ces malades. L'eau prise en boisson doit être administrée à de très petites doses. Les inhalations du gaz sulfhydrique déterminent alors une action sédative et hyposthénisante des fonctions pulmonaires. Pendant le traitement thermal de la phthisie, il faut se méfier et se garder de toute excitation qui peut activer l'inflammation désorganisatrice. Il faut se méfier du mieux qu'éprouvent les phthisiques au début de leur traitement, de l'augmentation de leurs forces. Ces résultats ne sont souvent que factices et sont dus à l'excitation minérale, contre laquelle il faut se tenir en garde. C'est surtout dans le premier degré de la phthisie qu'on peut croire aux bons effets des eaux. Les malades y arrivent, toussant depuis un temps plus ou moins long ; le plus souvent, ayant eu des hémoptysies, facilement essouflés, amaigris, ayant quelquefois un peu de fièvre. A la percussion de la poitrine, matité sous-claviculaire plus ou moins étendue ; à l'auscultation, respiration tantôt faible, tantôt rude, tantôt se décomposant en deux bruits, inspiration faible et expiration soufflante ; retentissement de la voix, divers bruits humides et de craquement. Voilà les principaux signes du passage du 1er degré de phthisie au 2e. En général, dans ces cas, après quelques jours de l'emploi de ces eaux, la toux augmente un peu, puis peu à peu elle diminue et cesse quelquefois complètement au bout d'un temps plus ou moins long, suivant l'intensité des phénomènes morbides. Dans ces cas heureux, les malades prennent de l'embonpoint, leur fièvre cesse ; ils respirent plus librement ; on trouve moins de matité à la percussion de la poitrine et l'auscultation fait entendre une respiration plus égale, moins rude, sans mélange de bruits anormaux.

Doit-on, dans ces cas, croire à l'absorption des tubercules ? non, mais il faut admettre qu'ils ont suivi une marche rétrograde, que l'état fluxionnaire, sub-inflammatoire des parties des poumons, au milieu desquels ils sont emprisonnés, a cessé !

C'est dans ce premier degré de la phthisie que les aspirations de vapeurs sulfureuses et iodées conviennent essentiellement, et c'est là le triomphe des salles d'inhalation. Ces émanations sulfureuses et iodées pénètrent sans effort dans toutes les vésicules pulmonaires, et, en pénétrant dans les replis les plus intimes des organes pulmonaires, y déposent leurs principes minéralisateurs qui modifient d'une manière si remarquable le tissu des poumons, sans produire cette excitation générale qui amène avec elle une réaction fébrile dont l'effet, se faisant sentir trop vivement sur les poumons malades, pourrait augmenter la phlogose et déterminer des accidents très graves ; car, dans le traitement de la phthisie, on n'a pas pour but de faire résoudre les tubercules, mais d'en arrêter les évolutions et de restituer les conditions normales au tissu pulmonaire qui les environne.

On conçoit, dès lors, que toutes les eaux sulfureuses ne conviennent pas pour combattre la phthisie, que les eaux sulfureuses alcalines sont trop excitantes, et que celles qui conviennent le mieux sont les eaux rendues sulfureuses par l'acide sulfhydrique et contenant beaucoup de barégine et de petites quantités de sels de chaux, telles que les Eaux-Bonnes, les eaux d'Allevard, de la Rallière, du Vernet, qui contienent de l'acide sulfhydrique et de l'iode. Mais avant tout, si l'on veut que les eaux réussissent, c'est à la condition de ne pas y envoyer des malades incurables, des phthisiques dans un état de consomption. Les observations de guérisons de phthisie par les eaux sulfureuses sont nombreuses, et M. Daralde en possède de nombreux exemples. J'en possède également plusieurs observations recueillies depuis la création des salles d'inhalation à l'Etablissement d'Allevard ; car il est pour moi au-dessus de toute contestation que l'obscurité du son, la matité, la résistance au doigt, la respiration et la voix bronchique diminuent fréquemment et se dissipent souvent sous l'influence des inhalations gazeuses. La diminution de l'espace induré a été quelquefois telle, en vingt jours, que la ligne circonscrite des tubercules se rapprochait du centre de l'espace malade dans l'étendue de plus d'un centimètre. Pendant le reste du traitement, le décroissement devient de plus en plus sensible. Quand la phthisie est arrivée au deuxième degré et au troisième, que les symptômes caractérisés par la toux, des crachats purulents, de la fièvre hectique, de l'amaigrissement assez prolongé, des évacuations alvines, liquides et abondantes, des sueurs nocturnes, de l'hémoptysie, dénotent la gravité de la maladie, on peut encore espérer de soulager et même guérir les malades, malgré qu'ils présentent de la matité à la partie supérieure des poumons, soit en avant, soit en arrière. J'ai observé quelquefois, bien que ces parties donnassent une résistance marquée, une dureté très appréciable qu'elles présentaient au niveau des points où l'on rencontre la matité et la résistance, une respiration dure, tubaire, une voix retentissante avec plus ou moins de force, que de vastes cavernes étaient souvent rendues évidentes par les ronchus très larges, par la respiration caverneuse et par la netteté dans l'articulation des sons vocaux ; quoique les malades expectorassent des crachats épais, opaques, purulents, arrondis ou déchiquetés, et dont l'abondance correspondait au nombre et à l'étendue des désordres que les autres moyens de diagnostic faisaient constater, le soulagement et la guérison pouvaient être obtenus. Mais si, dans ce cas, les guérisons sont rares, du moins parvient-on assez souvent à arrêter les progrès de la maladie, à l'enrayer, à retarder la fin des malades, et comme l'a si bien dit M. Louis, l'on ne doit pas demander l'impossible, pas plus aux eaux qu'aux personnes.

Nous venons de voir que presque toujours les enfants nés de parents phthisiques avaient souvent l'apparence de la santé et que, malgré cela, il était indispensable de chercher à modifier leur constitution. Chez un grand nombre atteints du vice originel, l'enfance a été maladive. Ils ont peu d'appétit, ils sont faibles. Leur teint est décoloré. Si on les examine avec une sérieuse attention, on voit qu'ils sont délicats, que leur peau est fine, qu'ils sont disposés aux maux de gorge, qu'ils contractent facilement de légères bronchites, que leur appétit est capricieux, que la muqueuse intestinale fonctionne mal. La nutrition est incomplète, aussi cès jeunes sujets, dès qu'ils ont atteint l'âge de 15 à 18 et 20 ans, sont-ils, pour la plupart, pris de toux sèche. Ils perdent l'appétit, maigrissent, et tous les symptômes de la tuberculose apparaissent et la mort vient terminer, à 20 ans, une vie frappée dès son origine. C'est dans ces cas, que l'eau reconstituante d'Allevard, par son action altérante, employée chez les jeunes enfants, modifie très avantageusement leur constitution, transforme leur organisme, neutralise la diathèse, fortifie tous les organes, et, en développant la vitalité, leur permet de franchir cette époque fatale. Nous ne saurions trop insister sur ce sujet et engager les médecins à diriger sur Allevard les enfants nés de parents phthisiques. Ils arriveront ainsi à en conserver un grand nombre à leurs familles.

OBSERVATIONS

DE

PHTHISIE GUÉRIE A ALLEVARD

Il résulte évidemment de ce que nous venons de dire sur la nature et sur les causes de la phthisie, que la manifestation de cette maladie doit être regardée comme le résultat et la preuve d'une diminution sérieuse, le plus souvent finale, de l'énergie nerveuse et vitale. En d'autres termes, on peut la regarder comme l'évidence indubitable d'une ruine commençante de l'organisation, par suite du défaut de puissance vitale. Aussi, ai-je osé dire, dans un mémoire, que la phthisie pulmonaire, arrivée au troisième degré, était tout simplement, pour un grand nombre de ceux qu'elle attaque, une manière de mourir. Il est donc évident que l'état morbide fera assurément des progrès et la vie sera anéantie dans un temps plus ou moins long, selon la constitution du malade et la forme de la maladie, à moins que la vitalité de l'individu ne soit excitée, ravivée et modifiée. Il est donc de toute nécessité de modifier les constitutions, de ranimer la vitalité affaiblie et le traitement par les eaux d'Allevard remplit parfaitement ce but. Les enfants nés de parents phthisiques, affaiblis, qui viennent au monde dans ces conditions défavorables, comme les plantes, peuvent présenter d'abord l'apparence de la santé, peuvent être beaux et vigoureux, mais cette condition ne dure pas. C'est une déception, car la vitalité originelle, héritée, est défectueuse. De tels êtres sont comme certaines montres faites avec des rouages inférieurs. Elles ont bonne apparence et vont bien pendant un certain temps ; mais bientôt elles s'usent, vont mal, se dérangent et puis s'arrêtent. C'est de cette façon que s'explique la mort par la phthisie pulmonaire à l'âge de dix, quinze, vingt ans, de jeunes gens en apparence sains, mais doués d'une vitalité défectueuse. Ils ont épuisé la dose de vitalité qu'ils ont reçue de leurs parents. Ils ont usé entièrement leur capacité et leur puissance constitutionnelles et la ruine de leur organisation se manifeste par la phthisie qui mine leur existence, à moins qu'un traitement hygiénique, rationnel et énergique, ne parvienne à remonter leur vitalité.

C'est évidemment dans ces cas-là que le traitement des Eaux d'Allevard exerce sa puissance réparatrice. Cette eau sulfureuse, par sa double action excitante et altérante, relève les forces chez les enfants, modifie leur constitution et s'oppose au développement des germes de la phthisie, qu'ils ont apportés à leur naissance.

Phthisie au premier degré, guérison complète.

PREMIÈRE OBSERVATION

Madame Monf, de Genève, âgée de 25 ans, d'un tempérament lymphatique, d'une assez forte constitution, nous est adressée, le 12 juillet 1875 par M. le docteur Mayor, de Genève.

Cette malade, disposée à s'enrhumer facilement depuis quelques années, avait vu sa toux augmenter peu à peu, lorsque, tout-à-coup, il y a un an, elle a été prise d'un premier crachement de sang très-abondant, qui dura pendant plusieurs jours. Trois mois après, elle en eût un second plus fort, qui l'affaiblit beaucoup. Depuis lors, la toux a augmenté, l'amaigrissement devint plus prononcé. Elle perdit l'appétit, ses forces diminuèrent, l'oppression devint plus grande. A son arrivée, je constatais l'état suivant : La percussion fait entendre un son mat sous la clavicule gauche, dans une étendue de sept centimètres en arrière, la matité occupe les fosses sus et sous-épineuses. Partout ailleurs, la raisonnance est bonne. L'auscultation permet d'entendre sous la clavicule, des craquements secs, de la respiration rude, de l'expiration prolongée, et dans les bronches, des râles muqueux à bulles fines. Il est ainsi évident qu'il existe un noyau tuberculeux assez étendu et que tout autour le tissu pulmonaire est engoué et infiltré.

Je crois devoir conseiller la médication sulfureuse suivante : boire le matin deux quarts de verre pendant les premiers jours, puis deux demi, trois quarts et enfin élever la dose jusqu'à deux verres coupés avec du lait ; le soir, demi-verrée. Dans la matinée, faire deux séances de 6 minutes dans les salles d'inhalation gazeuse et huit autres séances pareilles dans l'après-midi. Tous les cinq jours, la malade augmente d'un quart la quantité de la boisson.

Les séances d'inhalation sont portées à 10 minutes. Le neuvième jour, la malade se plaint de douleurs de tête, d'un peu de chaleur dans la poitrine, le sommeil est agité, la peau devient sèche, chaude, le thermomètre s'élève à 39° 5 et l'appétit se perd. Je donne quelques gouttes d'aconite, le traitement est suspendu pendant quatre jours, après lesquels cette période d'excitation nécessaire se calmait. Puis je lui fis reprendre sa cure.

Je suivais, par l'examen de la poitrine, renouvelé tous les cinq jours, l'état local. Dès le dix-huitième jour, la matité avait diminué dans une étendue de près de 4 centimètres, preuve évidente que la partie du poumon qui enveloppait le noyau tuberculeux se résolvait. Après 27 jours de traitement, la malade retourna chez elle. Pendant tout l'hiver suivant, M. le docteur Mayor lui fit prendre de l'huile de foie de morue à haute dose, et les règles, qui s'étaient arrêtées depuis cinq mois, reparurent. A la fin de juin 1876, la malade revint à Allevard d'après les conseils de M. Mayor. A son arrivée, je constatais que l'amélioration non-seulement s'était soutenue, mais encore avait fait des progrès. L'expectoration était encore abondante et contenait quelques globules purulents. Mais soit par la percussion, soit par l'auscultation, il me fut facile de constater que le noyau diminuait, que la partie des poumons qui l'enveloppait était devenue perméable à l'air.

Elle fit une nouvelle cure de 24 jours, après lesquels elle se trouva beaucoup mieux. Elle avait repris de l'embonpoint, des forces, et n'était plus oppressée. Au mois de mai suivant, je vis à Genève M. le docteur Mayor, qui m'annonça que notre malade était complètement guérie, mais qu'elle reviendrait au mois de juillet faire une troisième cure. Elle passa de nouveau trois semaines à Allevard, pendant lesquelles elle suivit le même traitement que précédemment. Depuis lors la guérison est tellement complète, que M. Mayor me disait, il y a quatre mois, qu'il était impossible de savoir le côté de la poitrine qui avait été affecté.

DEUXIÈME OBSERVATION

Phthisie au deuxième degré

Guérison complète

M....., du Hâvre, âgé de trente-six ans, d'un tempérament lymphatique, d'une constitution délicate, nous est adressé, le 12 juillet 1866, par M. le docteur Béhier. Ce malade, d'une santé délicate, s'enrhumait facilement pendant l'hiver, depuis quelques années. Son père vit encore et jouit d'une belle santé. Sa mère est morte d'une péritonite. Il y a cinq mois, il a eu une hémoptisie qu'il évalue à une verrée, et les crachats sont restés teintés de sang pendant six jours. Depuis huit mois sa toux, sèche d'abord, a continué et l'expectoration s'est manifestée de suite après son hémoptisie. A son arrivée, je constate de l'amaigrissement, une toux assez fréquente le matin et le soir, accompagnée de crachats muqueux, épais, verdâtres. Le malade se plaint d'oppression, d'essoufflement, lorsqu'il lui faut monter les escaliers ou gravir un plan incliné. La percussion fait entendre un son mat en avant sous la clavicule gauche dans une étendue de 4 centimètres. Partout ailleurs la résonnance est bonne, si ce n'est en arrière de la fosse sus-épineuse. L'auscultation permet d'entendre sous la clavicule des craquements humides mêlés à des craquements secs. Il y a des râles muqueux dans les bronches, l'expiration est prolongée et la respiration rude. Il est évident qu'il existe en ce point un noyau tuberculeux assez volumineux à l'état de fonte. Je conseille la médication suivante :

Boire le matin deux quarts de verre d'eau sulfureuse coupée avec du lait, le soir un quart de verre.

Dans la matinée faire quatre séances de 6 minutes dans les salles d'inhalation gazeuse et quatre autres séances dans l'après-midi. Tous les 5 jours, le malade augmente d'un quart la quantité de la boisson ; les séances d'inhalation de 6 minutes sont portées à 10, puis à 12 minutes. Le 13e jour, le malade se plaint de douleurs, de pesanteurs de tête, l'appétit a diminué, le sommeil est agité, la peau devient chaude, et le soir je trouve 104 pulsations de 38°5 de thermalité. Je suspends le traitement pendant 48 heures, après lesquelles, cette période d'excitation étant passée, je lui fais reprendre sa cure. A dater de ce moment, je constate une légère diminution dans l'étendue de la matité, la toux est moindre, l'expectoration plus facile et les crachats plus aérés. Après un traitement de 24 jours, j'engage le malade à retourner chez lui, à se ménager beaucoup, à continuer l'usage intérieur de l'eau d'Allevard pendant 10 jours tous les mois.

L'amélioration, bien constatée à son départ, se maintint pendant l'hiver ; mais au milieu du mois d'avril, la toux augmenta et le malade fut obligé de s'aliter pendant une dizaine de jours.

« Le 18 juin, M. le professeur Béhier le renvoya à Allevard et, à son arrivée, je constatai que, loin d'avoir augmenté, la maladie tendait à diminuer d'étendue. Je lui fis suivre une nouvelle cure de 27 jours, en le faisant reposer tous les 8 jours. La percussion me démontra, à son départ, qu'il n'existait plus de matité en arrière de la fosse sus-épineuse, que la caverne située sous la clavicule avait diminué de plus d'un quart. Pendant le second hiver, il fit encore usage de l'eau d'Allevard, et, le 3 juillet, il vint, pour la 3e année, faire une nouvelle cure. Le malade avait repris de l'embonpoint. Il ne toussait presque plus. Il pouvait monter facilement les escaliers et même, pendant cette troisième cure, il put faire à pied plusieurs courses dans nos montagnes. La caverne était cicatrisée et depuis lors ce malade jouit d'une bonne santé.

Il me serait facile de citer d'autres observations de guérisons de phthisie de nature herpétique ou syphilitique, mais, le mode de traitement variant très peu dans le premier cas, ce serait tomber dans une redite inutile. Quant à la phthisie syphilitique, on comprend qu'il faut, conjointement à la médication thermale, associer les spécifiques ordinaires. Je dois ajouter que je ne considère un phthisique réellement guéri qu'après qu'une période de 8 à 10 ans s'est écoulée.

TROISIÈME OBSERVATION

Phthisie au premier degré.

Mademoiselle la comtesse d'Al..... de Florence, âgée de 17 ans, d'un tempérament lymphatique, d'une constitution délicate, bien réglée depuis deux ans, née de père et mère ayant toujours jouit d'une bonne santé, nous est adressée par les docteurs Cypriani de Florence et Binet de Genève. A son arrivée, le 27 juin 1876, je constate l'état suivant : Mademoiselle d'Al.... tousse depuis dix mois par petites quintes, sans la moindre expectoration. Il y a trois mois, elle a eu une légère hémoptysie. Le visage est peu coloré, la jeune personne se plaint d'avoir un peu maigri, d'éprouver un peu d'essoufflement à la moindre montée. Son appétit est très irrégulier. Les digestions lentes donnent lieu à un développement de gaz très pénible. Le sommeil est souvent interrompu. Le pharynx et le larynx ne présentent rien d'anormal. Le matin, à son réveil, le soir, en se couchant, la malade tousse par quintes, qui se renouvellent lorsqu'elle monte les escaliers. La percussion de la poitrine fait entendre, au sommet droit, une légère matité dans une étendue de trois travers de doigt, au-dessus et au-dessous de la clavicule. En arrière, la matité est moindre. L'auscultation démontre qu'il existe en ce point une légère rudesse dans la respiration, un peu d'obscurité dans le murmure vésiculaire, quelques râles disséminés dans cette partie ; mais pas de craquements, ni secs, ni humides. L'oreille constate un peu d'expiration prolongée. Il est évident qu'il existe, en ce point, certaine condensation, résultat de la congestion active qui s'était produite trois mois auparavant. Les signes stéthoscopiques ne permettant pas de reconnaître d'une manière certaine la présence de tubercules, mais indiquant que, si du moins ils n'étaient pas produits, ils étaient sur le point de se développer, il fallait donc diriger le traitement de manière à faire résoudre l'engorgement ; en conséquence, je conseillais la médication suivante : boire le matin, pendant quelques jours, 2|4 de verres d'eau sulfureuse et 1|4 le soir, puis 3|3 verrées et 3|4. Faire, chaque jour, cinq séances de huit minutes dans les salles d'inhalation, divisées dans le courant de la journée ; puis les séances furent successivement portées à 12, à 15 et à 20 minutes. Tous les trois jours, elle prit un grand bain de 3 minutes, et tous les matins on lui administra une douche à 43 degrés, sur les extrémités inférieures, afin d'y appeler le sang. Sous l'influence de cette médication, le onzième jour, la malade nous annonça que son appétit revenait, que ses digestions étaient meilleures, qu'elle toussait moins et qu'il lui semblait que les forces revenaient. Effectivement, l'examen de la poitrine, répété tous les cinq jours, nous démontra, par la percussion, que la matité diminuait peu à peu. L'expansion vésiculaire devenait plus facile, l'obscurité, la rudesse diminuaient. Après le vingt-quatrième jour, la malade allait mieux, la matité avait très notablement diminuée, ainsi que la toux. Elle n'était plus oppressée, et, lorsqu'elle montait, elle ne toussait plus. L'appétit était bon, les digestions meilleures, la malade avait retrouvé sa gaîté, et, à son départ, l'amélioration était telle, qu'on devait espérer la guérison.

Cette jeune malade est revenue l'année suivante. La guérison était complète.

CHAPITRE IV

Affections catarrhales de la muqueuse pulmonaire, du pharynx et du larynx.

La grande richesse de l'eau d'Allevard en principes sulfureux et iodés, explique facilement l'action curative de cette eau minérale, et l'expérience d'un grand nombre d'années m'a démontré qu'elle était cette puissance dans les maladies des systèmes muqueux et cutanés.

Les observations consignées dans ce travail doivent être considérées comme des types auxquels se rattachent les diverses affections traitées avec succès à Allevard. Elles permettront aux praticiens d'apprécier les propriétés curatives de cette eau dans les maladies des voies respiratoires, du pharynx et du larynx.

Il est certain que les affections catarrhales des muqueuses constituent rarement des états morbides simples. Elles sont liées le plus souvent à des maladies constitutionnelles complexes et sont sous l'influence de quatre causes diathésiques : la diathèse rhumatismale, scrofuleuse, herpétique et syphilitique, donnant lieu à une expectoration différente et caractéristique ; ainsi, le catarrhe rhumatismal produit une sécrétion mucoso séreuse ; le catarrhe lié à la scrofule donne lieu à une sécrétion mucoso-albumineuse et puriforme avec le boursouflement granuleux de la muqueuse. Le catarrhe herpétique produit une fluxion sèche ou quelquefois la fluxion des follicules de la muqueuse, accompagnée d'une sécrétion glaireuse.

Ces formes diathésiques doivent être regardées comme les causes déterminantes de ces granulations que l'on observe sur la muqueuse du pharynx, qui sont toujours si rebelles aux médications ordinaires, mais qui cèdent si facilement au traitement des douches pharyngiennes installées à Allevard.

Du traitement des angines chroniques par l'eau sulfureuse d'Allevard.

Peu d'affections sont aussi communes que la pharyngite granuleuse et souvent aussi difficiles à guérir ; aussi voyons-nous arriver à Allevard des centaines de malades qui désirent se débarrasser de cette affection: un grand nombre se guérissent pendant leur séjour ; les autres obtiennent toujours une amélioration telle que, de retour chez eux, la guérison s'opère encore. Cependant une seconde saison est nécessaire pendant l'année suivante. Avant de citer des observations il me parait nécessaire de dire un mot sur la structure et la physiologie du pharynx qui permettent d'expliquer la cause qui produit ces angines granuleuses.

La membrane muqueuse de la gorge peut s'enflammer chroniquement; elle devient plus épaisse, sa couleur est plus foncée, bleuâtre, et elle devient sèche. Dans cet état les glandules renfermées dans l'intérieur de cette membrane participent à l'inflammation qui s'étend aussi aux follicules de cette région.

Cet état inflammatoire est dû en général à l'abus de

la fonction, c'est surtout chez les avocats, les prédicateurs et les chanteurs qu'on l'observe, c'est-à-dire chez les individus qui font excès de la gorge ; chez les buveurs et les fumeurs.

MM. les professeurs Chomel, Hardy, Behier, ont donné le nom d'angine granuleuse à cette affection du pharynx caractérisée par un aspect mamelonné, granuleux. M. Gueneau de Mussy, se préoccupant de la nature des saillies, a donné à cette maladie le nom d'angine glanduleuse. Les Anglais l'appellent (clergymen's, sore-throat), mal de gorge des ecclésiastiques, des orateurs, des fumeurs. Si cette affection est le plus souvent réfractaire aux ressources ordinaires de la médecine, même aux cautérisations, c'est qu'elle reconnaît plusieurs causes ou diathèses : ainsi le principe herpétique donne à l'angine granuleuse des caractères différentiels qui ne permettent pas de la confondre avec la pharyngite rhumatismale, la pharyngite scrofuleuse, la pharyngite syphilitique. Dans l'angine herpétique, la muqueuse prend un aspect gris-jaunâtre ; il s'en exhale une sérosité tantôt abondante, tantôt au contraire la muqueuse offre un état de sécheresse pénible, douloureux. Dans la pharyngite de nature rhumatismale, la muqueuse est rouge, boursouflée, donnant lieu à une sécrétion mucoso-séreuse ; tandis que si l'affection est de nature scrofuleuse, la tuméfaction de la muqueuse est plus considérable, cette membrane est mamelonnée, violacée, et fournit une sécrétion mucoso-purulente souvent abondante et la voix est même souvent altérée. Dans l'angine de nature syphilitique, la luette, le voile du palais, les amygdales, la paroi postérieure du pharynx sont couvertes de plaques muqueuses, caractère essentiel de la maladie.

Avant d'entrer dans de plus amples détails, il est utile d'étudier la muqueuse du pharynx au point de vue de sa structure et à celui de son rôle physiologique.

Quant à sa structure, on peut diviser la muqueuse pharyngienne en deux parties: une partie inférieure située au-dessous de l'arcade pharyngo-palatine, et qu'on peut appeler digestive, car elle est destinée au passage des aliments, et une autre supérieure formée par la face postero-supérieure du voile du palais et de la luette, le pourtour de l'orifice des trompes d'Eustache et la voute du pharynx; on peut appeler cette partie respiratoire, étant destinée à la respiration. De sorte que la partie inférieure du pharynx appartient au tube digestif dont elle constitue avec la muqueuse de la bouche, l'extrémité supérieure, tandis que la partie supérieure du pharynx, continuation de la muqueuse du nez, représente l'extrémité supérieure de l'appareil respiratoire. A ces deux fonctions différentes correspond une structure différente. Ainsi, tandis que la première portion du pharynx ou portion digestive est revêtue d'un épithélium pavimenteux analogue pour la structure et l'épaisseur à celui qu'on trouve dans la bouche, la seconde ou partie respiratoire de la muqueuse est recouverte d'un épithélium vibratile. La muqueuse respiratoire du pharynx renferme surtout des glandes muqueuses ordinaires ou en grappes; celle inférieure ou digestive ne contient que de simples follicules. Les glandes muqueuses de la partie respiratoire s'ouvrent par un orifice très distinct; elles forment une couche continue sur la paroi postérieure au voisinage de la trompe d'Eustache et sur la face postérieure du voile du palais. Les follicules plus nombreux dans la partie digestive du pharynx, sont placés immédiatement au-dessous de la membrane muqueuse plus superficiellement que les glandes muqueuses proprement dites ou glandes en grappes. Chacune d'elles forme un petit organe lenticulaire presque sphérique. Elles sont recouvertes à la face externe par la muqueuse, très mince en ce point, et plongent dans le tissu sous-muqueux, auquel elles sont peu adhérentes. Au centre de la surface se voit sur chaque follicule un petit orifice qui conduit dans une petite cavité remplie le plus souvent par une substance muqueuse.

Maintenant que la structure est connue, il importe de parler des fonctions de ces diverses parties. Le pharynx a pour fonction : 1° par sa portion postero-inférieure, de contribuer au mécanisme si complexe de la déglutition et de donner passage aux aliments ; 2° sa portion antero-supérieure, de servir de conduit à l'air pendant la respiration ; 3° de renforcer et de modifier les ondes sonores qui s'échappent de la glotte ; 4° de livrer passage aux produits de l'expectoration et de contribuer à leur expulsion.

Cette diversité de fonctions qui multiplient les causes d'irritation explique la fréquence de l'inflammation et particulièrement de l'inflammation chronique de la membrane muqueuse du pharynx. Cette inflammation chronique, caractérisée par la rougeur et l'épaississement de la muqueuse, peut n'intéresser que le derme de cette muqueuse et le tissu conjonctif sous muqueux, et donner ainsi lieu à l'angine chronique simple.

D'autres fois les glandes et les follicules s'enflamment à la fois et s'hypertrophient et déterminent l'angine granuleuse ou glanduleuse dont nous allons nous occuper spécialement dans cet article.

La cause qui détermine ordinairement l'angine glanduleuse est l'irritation de la membrane muqueuse du pharynx : ainsi la respiration de vapeurs irritantes, les boissons excitantes, l'air froid et sec, sont des causes occasionnelles. Aussi cette angine est-elle fréquente chez les fumeurs, les buveurs et chez les individus qui respirent un air impur, tels que les chimistes, ceux qui lisent à haute voix, qui chantent souvent, les crieurs publics, les orateurs, les prédicateurs. On la rencontre surtout dans les pays froids et dans ceux à température brusque. Il est facile de s'expliquer facilement l'angine des fumeurs et des buveurs ; mais celle des prédicateurs, des chanteurs est plus difficile.

Si l'on considère que l'entrée des voies respiratoires est le nez et non la bouche. Or, la respiration de l'orateur et du chanteur au lieu de se faire par le nez s'accomplit exclusivement par la bouche, il s'en suit que l'air inspiré ne passant plus par les fosses nasales, arrive directement, tandisqu'en traversant les anfractuosités des méats du nez, il passe par les cavités des sinus, s'échauffe, se sature d'humidité et par conséquent devient plus chaud, plus humide, avant de pénétrer dans le pharynx et le larynx. Quand c'est par la bouche que l'air pénètre, il traverse une cavité lisse, il n'a pas le temps de s'échauffer, de s'humecter et il pénètre alors sec et froid, conditions voulues pour irriter la muqueuse.

Si l'individu qui soutient une conversation, s'interrompant souvent, n'éprouve aucun inconvénient du passage de l'air, il n'en est pas de même de l'orateur ni du chanteur, pour lesquels les périodes sont longues, et se succèdent sans repos. Après chaque période toujours longue, il respire largement et brusquement par la bouche, la colonne d'air n'a pas eu le temps de s'humecter, de se réchauffer, elle pénètre directement dans le pharynx. Dès lors il est facile de comprendre que ce passage, cette introduction répétée d'air froid dessèche la muqueuse. L'orateur éprouve alors une sensation d'aridité provoquant cette petit toux appelée le *Hem* par les Anglais, qui est le premier indice d'une altération locale de la muqueuse du pharynx qui augmente peu à peu suivant que la cause persiste toujours. C'est cette sécheresse de la gorge, si gènante pour l'orateur qui l'oblige à humecter la muqueuse. Ce besoin est plus impérieux pour celui qui parle dans une atmosphère froide et sèche que pour celui qui se trouve dans un local chaud et humide. Ce phénomène est encore bien plus accentué chez les chanteurs qui sont obligés de faire des aspirations plus brusques, plus répétées, à des expirations plus prolongées, ainsi que l'a parfaitement démontré M. Peter. Il ne saurait en être autrement, car la durée de l'inspiration est plus que double que celle de l'expiration et il est nécessaire qu'une ample inspiration vienne compenser la dépense considérable d'air faite pendant l'expiration. Elle se fait par la bouche, qui présente un diamètre triple de celui du nez. D'ailleurs l'observation de Chomel est vraie ; c'est que la plupart des individus qui ont les fosses nasales très étroites sont affectés d'angine chronique.

Cette maladie est plus fréquente chez les hommes que chez les femmes (Gueneau de Mussy). C'est de 20 à 30 ans que l'angine est le plus fréquente (Green). Mais suivant Chomel, Trousseau, Gubler et Gueneau de Mussy, la cause la plus fréquente de l'angine, comme nous le verrons plus loin, réside dans la diathèse herpétique.

MM. les professeurs Chomel, Hardy, Béhier, ont donné le nom d'angine granuleuse à cette affection du pharynx, caractérisée par un aspect mamelonné granuleux. M. Gueneau de Mussy, se préoccupant de la nature des saillies, a donné à cette maladie le nom d'angine glanduleuse ; les Anglais l'appellent *clergymen's sore throat,* mal de gorge des ecclésiastiques, des orateurs et des fumeurs.

Si la pharyngite est le plus souvent réfractaire aux ressources ordinaires de la médecine, même aux cautérisations, c'est qu'elle reconnaît plusieurs causes ou diathèses ; ainsi, le principe herpétique donne à l'angine granuleuse des caractères différentiels qui ne permettent pas de la confondre avec la pharyngite rhumatismale, la pharyngite scrofuleuse et la pharyngite syphilitique. Dans l'angine herpétique, la muqueuse prend un aspect gris-jaunâtre, il s'en exhale une sérosité tantôt abondante, tantôt, au contraire, la muqueuse offre un état de sécheresse pénible et douloureux. Dans la pharyngite de nature rhumatismale, la muqueuse est rouge, boursouflée, donnant lieu à une sécrétion mucoso-séreuse, tandis que, si l'affection est de nature scrofuleuse, la tuméfaction de la muqueuse est plus considérable. Cette membrane est mamelonnée, violacée, et fournit une sécrétion mucoso-purulente souvent abondante, et le timbre de la voix est même parfois altéré. Dans l'angine syphilitique, la luette, le voile du palais, les amygdales et la paroi supérieure du pharynx sont couverts de plaques muqueuses, caractères essentiels de la maladie.

QUATRIÈME OBSERVATION

Pharyngite herpétique.

M. L...., de Paris, âgé de trente sept ans, d'un tempérament lymphatico-sanguin, nous est adressé, le 16 juillet 1878, par M. le professeur Hardy. Ce malade a eu, depuis plusieurs années, des poussées d'eczéma sur les doigts, derrière les oreilles et à la nuque. Très contrarié de cette affection qui le gênait dans ses habitudes de cercle et de soirées, ce malade, désirant être rapidement débarrassé de cette affection, s'adressa à un empirique qui, par des lotions, des pommades, et sans l'usage à l'intérieur d'aucune médication dépurative, s'engagea à faire disparaître rapidement l'eczéma. Un mois après l'emploi de ce traitement, l'eczéma avait disparu, et peu après le malade se plaignit de douleur, de cuisson, de sécheresse à la gorge. Il ressentait aussi des picotements qui provoquaient même un peu de toux. Ce fut alors qu'il alla consulter M. le professeur Hardy, qui lui conseilla l'usage des eaux d'Allevard, où il arriva le 16 juillet 1878. A son arrivée, je constatai que la muqueuse du pharynx avait un aspect grisâtre, gauffré en certains points, tandis qu'ailleurs la muqueuse était rouge, tuméfiée.

Pendant la nuit et le matin, la muqueuse était sèche, douloureuse. Pendant le jour, il s'en écoulait un liquide séreux et parfois visqueux, Le larynx, examiné au laryngoscope, laissa voir que toute la muqueuse était saine, que les cordes vocales avaient leur coloration normale. L'épiglotte seule était rouge et sèche. Il est évident qu'elle était le siége des picotements qui déterminaient la toux.

La médication à suivre devant consister à rappeler au dehors l'eczéma, le malade fut soumis à l'usage de la boisson de l'eau sulfureuse à dose progressive ; les bains furent conseillés. Il prit des douches générales, afin de provoquer une poussée à la peau. En même temps, il faisait tous les soirs, derrière les oreilles, une application du dépôt de la source mélangé à une petite quantité de glycérine. Il prit tous les jours une douche pharyngienne de 15 minutes. Après quatorze jours de cette médication, les oreilles se tuméfièrent, devinrent rouges et douloureuses. Une éruption se manifesta, et en même temps la gorge s'améliora, devint moins sèche et la muqueuse plus unie. Le malade continua sa cure pendant 32 jours, après lesquels la muqueuse du pharynx offrait une amélioration telle, qu'il était évident que la guérison serait complète lorsque les effets consécutifs de la cure auraient fait leur évolution, c'est-à-dire dans un mois ou deux.

Le malade revint à Allevard l'année suivante pour faire un nouveau traitement dans le but de guérir l'eczéma, qui avait seulement persisté à l'oreille droite. Après un séjour de 27 jours à Allevard, le malade guérit complétement, et la guérison s'est parfaitement maintenue.

CINQUIÈME OBSERVATION.

Peu d'affections sont aussi communes que la pharingite granuleuse et souvent aussi difficiles à guérir; aussi voyons-nous arriver à Allevard des centaines de malades qui désirent se débarrasser de cette affection. Un grand nombre se guérissent pendant leur séjour, les autres obtiennent toujours une amélioration telle que, de retour chez eux, la guérison s'opère encore. Cependant, une seconde saison est souvent nécessaire pendant l'année suivante. Nous croyons devoir citer l'observation suivante comme type de cette maladie.

Mme P.... de Beauvais, âgé de 26 ans, nous est adressée à Allevard, le 27 juin 1875, par M. le docteur Piogey, de Paris. Cette jeune dame, née de parents bien portants, d'une bonne constitution, d'un tempérament sanguin, bien réglée, est sujette, depuis deux ans, à un mal de gorge permanent. Tous les matins en se réveillant, et même dans la journée, elle éprouve le besoin fréquent de râcler la gorge, de tousser un peu pour rejeter une mucosité épaisse difficile à expectorer. Elle éprouve une légère douleur à la partie inférieure et extérieure du pharynx du côté droit. L'amygdale droite est assez volumineuse. La paroi postérieure est rouge, présente plusieurs granulations dont quelques-unes sont assez développées, de la grosseur d'un petit pois. De nombreuses veinules dilatées sillonnent la muqueuse et se rendent aux granulations. Les piliers du voile du palais sont plus saillants et fortement colorés. Des deux côtés, on voit de nombreuses granulations dues à l'hypertrophie des follicules de la membrane muqueuse. Cette inflammation s'est étendue aux glandes qui s'observent à la partie antéro-postérieure du pharynx, derrière le voile du palais et à l'orifice de la trompe d'Eustache, dont la rhinoscopie démontre l'existence et le développement. La luette est longue et traîne sur la base de la langue. Le larynx et ses diverses parties ne présentent rien d'anormal. Cette affection inquiète la malade, chez laquelle on a pratiqué de nombreuses cautérisations, tant avec le nitrate d'argent, la teinture d'iode et avec l'électrocautère.

Je lui conseillai le traitement suivant : boire le matin à jeun et le soir à quatre heures, l'eau sulfureuse à dose progressive, depuis deux quarts de verre jusqu'à trois verrées par jour ; prendre tous les jours un grand bain, alternant de temps en temps, soit avec une douche générale, soit avec un bain de vapeur ; prendre tous les jours une douche pharyngienne continuée de 20 à 30 minutes de durée et à 26 degrés ; faire usage pendant la journée de plusieurs gargarismes tièdes.

Cette cure, continuée pendant douze jours, amena une légère diminution du volume des granulations qui, en même temps, perdirent peu à peu leur teinte rouge. La malade poursuivit encore son traitement pendant dix-huit jours, pendant lesquels elle prit des douches nasales. Dès le vingtième jour, j'avais constaté une notable diminution des vaisseaux que j'avais observés sur la muqueuse du pharynx. Les granulations étaient moins saillantes, moins nombreuses. La sécrétion avait diminué et le hem était très réduit. La malade quitta l'établissement notablement soulagée. Je lui conseillai de continuer pendant l'automne et l'hiver l'usage des douches pharyngiennes au moyen d'un grand irrigateur, de faire usage, pendant dix jours de chaque mois, de deux verrées d'eau d'Allevard.

Le malade revint l'année suivante, et, à son arrivée, le 8 juillet, je constatai une notable diminution des granulations, et comme volume et comme nombre. Elle reprit la médication qu'elle avait suivie l'année précédente, et, après 27 jours de traitement, elle n'éprouvait plus de cuisson à la gorge, ne râclait plus le matin. La guérison devint définitive, puisque j'appris, au mois de mars suivant, que sa santé était parfaite.

De l'action de l'Eau sulfureuse d'Allevard dans les maladies du larynx.

Le larynx, a dit avec juste raison, M. Krishaber, dans son remarquable article du *Dictionnaire des sciences médicales*, n'est pas seulement un simple instrument de la parole, il présente cette remarquable particularité d'être à la fois un organe de la vie de nutrition et un organe de la vie de relation; organe de la vie de nutrition parce qu'il fait partie des organes respiratoires, où il joue un rôle très-important; il est un organe de relation parce qu'il est l'appareil de phonation nous mettant en rapport avec nos semblables par la voix, le chant et les cris.

Un organe est d'autant plus disposé aux maladies que ses fonctions sont plus répétées et sa structure plus complexe. Chacun de ses éléments constituants peut être le siége d'une affection. Ainsi le larynx peut devenir malade, non-seulement par sa membrane muqueuse, mais encore par son tissu fibreux, par ses cartilages, par ses nerfs et ses muscles.

Le larynx a des fonctions plus nombreuses que tout autre organe, puisque, en raison de ce qu'il est un instrument de la vie de nutrition, il agit continuellement comme organe respiratoire et, accidentellement, comme organe d'expuition, et que sous le rapport de la vie de relation, il agit comme organe vocal, souvent d'une manière exagérée.

Ses sympathies si manifestes avec les organes génitaux doivent faire considérer le larynx comme une de leurs annexes, car il se développe ou s'atrophie avec eux.

Ceci posé, il est donc nécessaire de considérer d'abord le larynx comme faisant partie des voies aériennes, et il est important de signaler d'abord le spasme de la glotte produit par la convulsion tonique des muscles intrinsèques du larynx et qui accompagne si souvent un grand nombre de maladies de cet organe. L'excitation de la sensibilité reflexe de la muqueuse du larynx détermine la toux qui n'est autre chose que la contraction intermittente ou chronique des muscles du larynx, et l'excitation de la sensibilité commune de cette même muqueuse a pour effet le spasme de la glotte.

La sensibilité commune se trouve sollicitée surtout par des excitations locales et, par conséquent, les rétrécissements fonctionnels du larynx sont fréquents dans ses maladies. Le gonflement, la tuméfaction de la muqueuse laryngée produisant un rétrécissement, il s'en suit que, dans ses maladies, on voit tantôt le spasme provoquer un rétrécissement intermittent, et tantôt le rétrécissement produire le spasme intermittent.

La toux, mouvement convulsif de tous les muscles expirateurs, correspond à l'excitation non douloureuse de la sensibilité reflexe du larynx, et la douleur est due à l'exagération de la sensibilité commune de la muqueuse de cet organe.

Le spasme de la glotte, seul ou joint à la toux spasmodique, se produit dans un grand nombre de maladies, telles que l'asthme, la coqueluche, l'œdème, l'hystérie, les polypes, les tumeurs développées dans le larynx. Il peut encore reconnaître pour cause une excitation directe des nerfs moteurs du larynx, du récurrent, par un anévrisme de l'aorte, par l'hypertrophie de ganglions intrathoraciques. Le rétrécissement de la glotte donne lieu, en dehors de la cause qui le produit, à des accidents très divers, suivant que ce rétrécissement est subit ou lent.

S'il est subit, il provoque des accidents graves, une asphyxie imminente; est-il lent, l'ouverture de la glotte peut être réduite à moins d'un quart, sans donner lieu à des accidents sérieux. Nous avons vu souvent des malades venir à Allevard, chez lesquels je constatais la présence de polypes, de tumeurs existant depuis de longues années, qui ne déterminaient qu'un peu de gêne, jusqu'au moment où survenait un léger catarrhe, une vive émotion qui provoquaient un spasme violent.

Les troubles spasmodiques de la glotte sont souvent provoqués par les ulcérations du larynx, par la phthisie tuberculeuse, par les ulcérations syphilitiques, la nécrose, la carie des cartilages. La paralysie du nerf récurrent, produisant celle des constricteurs de la glotte d'un côté et, par conséquent s'opposant à son occlusion.

La toux, effet immédiat de la sensibilité reflexe dont est douée la membrane muqueuse du larynx, est provoquée par deux causes : l'une locale, dépendant d'une irritation directe due à une irritation laryngée, ou à une irritation profonde dépendant des parties inférieures des voies respiratoires des bronches ou des poumons.

Dans les maladies du larynx, la toux laryngée n'est pas fréquente : on ne l'observe que dans la laryngite simple ou dans quelques névroses de cet organe. Dans la phthisie laryngée qui est, après la laryngite simple, la maladie du larynx la plus fréquente, la toux est liée à la présence des tubercules dans les poumons et n'est plus locale ; la toux sèche de la phthisie tuberculeuse qui semble, parce qu'elle n'est pas suivie d'expectoration, provenir exclusivement du larynx, et qui est caractérisée par une sensation constante au niveau de cet organe, n'est pas une toux laryngée. Elle est produite par la présence de tubercules dans les poumons ; qu'elle soit suivie ou non d'une sécrétion abondante, elle suffit pour provoquer la sensibilité reflexe du larynx. Il est à remarquer que les lésions locales du larynx provoquent la toux en raison inverse de leur gravité, tandis que les lésions des voies aériennes situées au-dessous du larynx, la provoquent en raison directe de leur intensité et de leur distance du larynx. Aussi des ulcérations du larynx limitées exclusivement à cet organe, provoquent à peine de la toux, tandis que des tubercules situés dans le lobe inférieur donnent lieu à une toux continue et souvent très forte. Ce phénomène est dû à ce fait, que les lésions de la membrane muqueuse détruisent ou diminuent considérablement la sensibilité reflexe de cette membrane une preuve du peu de sensibilité de la muqueuse ulcérée du larynx, c'est que la cautérisation y détermine peu de mouvements reflexes. On peut donc dire que plus est grave la lésion de la muqueuse, moins est fréquente la toux laryngée, car les ulcérations ont détruit les filets nerveux, paralysé la sensibilité qui détermine la toux.

Si l'on considère le larynx comme organe de la parole, on voit que les altérations de la voix sont de deux sortes : certaines se rattachent soit à des lésions matérielles, soit à une paralysie des nerfs, du mouvement. D'autres sont d'une nature particulière désignée par les auteurs sous le nom d'*Asynergie vocale.*

Dans tout organe pourvu de muscles, la maladie produit des troubles du mouvement et comme les mouvements du larynx sont complexes, ils exigent la synergie la plus complète pour que la phonation soit entière. Aussi la phonation est-elle la première et la plus fortement troublée dans les maladies du larynx, de sorte que les altérations de la voix constituent le symptôme le plus général de la pathologie du larynx.

Avant de parler des affections de la muqueuse du larynx, il est utile d'entrer à son sujet dans quelques détails anatomiques, comme nous l'avons fait pour la muqueuse du pharynx.

La muqueuse qui tapisse intérieurement le larynx fait suite à celle du pharynx et se constitue avec celle de la trachée et des bronches. Elle est lisse, d'un blanc rosé, dépourvue de papilles, recouverte d'un épithélium à cils vibratiles. Cet épithélium vibratile ne commence qu'à la base de l'épiglotte, au-dessous des replis aryténo-épiglottiques, un peu au-dessus des cordes vocales supérieures. Il existe dans toute l'étendue du larynx, excepté sur la partie de la muqueuse qui tapisse le bord libre des cordes vocales inférieures. En ce point, elle est recouverte d'un épithélium pavimenteux.

La muqueuse adhère fortement à tous les cartilages du larynx, cependant sur les cordes vocales où elle a une apparence blanchâtre, elle est assez lâchement unie aux fibres sous jacentes. Cette laxité s'observe également à la partie supérieure des cartilages aryténoïdes. La membrane muqueuse qui tapisse la cavité du larynx est d'une grande sensibilité, sensibilité qui devient extrême au niveau des cordes vocales inférieures.

La membrane muqueuse du larynx contient dans son épaisseur une grande quantité de glandules qui appartiennent à la catégorie des glandes en grappe.

Les glandules varient dans leur volume. Les plus grosses se voient à la face postérieure de l'épiglotte, quelques-unes sont logées sous la muqueuse, dans de petites excavations superficielles creusées dans la substance même du fibro-cartilage. Les vésicules élémentaires de ces glandes ont de 0,05 à 0,1 de diamètre.

Sur les cartilages aryténoïdes, ces glandules sont disposées de chaque côté en forme de croissant. Morgagni a donné le nom de glandes aryténoïdiennes à ces amas de glandes, qui ont leurs orifices à la partie postérieure des ventricules de Morgagni ; il n'est pas toujours facile de distinguer ces orifices. Il existe encore dans diverses parties du larynx des groupes de glandes disséminées dans diverses parties des ventricules du larynx.

Laryngite chronique glanduleuse

La laryngite glanduleuse est une affection qui débute lentement, suit une marche progressive, sans que les malades s'en aperçoivent, sans qu'ils éprouvent nulle douleur, nul trouble. Elle est glanduleuse, d'abord parce que l'inflammation, tout en intéressant la trame de la muqueuse en partie ou en totalité, affecte particulièrement les glandes en grappes de cette muqueuse; ensuite parce que cette lésion peut ne pas s'étendre au-delà des glandules; elle est primitive, parce qu'elle survient dans des conditions déterminées qui produisent la suractivité de ces glandules et leur inflammation à la suite, et aussi parce que ce processus morbide à une cause première qui peut être différente dans sa nature, mais est identique dans son effet, lequel est toujours d'irriter les glandules de la muqueuse et d'en provoquer finalement les lésions caractéristiques.

Presque tous les auteurs qui ont étudié les maladies du larynx signalent la laryngite glanduleuse et la rattachent à la pharyngite granuleuse; cependant quelques-uns en font une maladie particulière, sans toutefois lui attribuer des caractères isolés, bien déterminés, suffisants pour constituer une espèce morbide distincte.

Trousseau, Chomel, Guéneau de Mussy, ainsi que Green, Maulo, Dermak, ont étudié, avec le plus grand soin cette maladie sans cependant bien caractériser ses causes et ses symptômes qu'ils confondent avec ceux appartenant à ces affections existant en même temps dans les parties voisines.

L'étude toute spéciale qu'il nous a été facile de

faire à Allevard, où se rendent un si grand nombre de malades atteints de maladies du larynx, nous a permis d'établir un diagnostic différentiel très important.

Cette affection a un siége de prédilection, ayant son lieu d'élection dans la muqueuse des cartilages aryténoïdes, si riche en glandules; vient ensuite la base de l'épiglotte. Ses lésions peuvent s'étendre aux parois du larynx, à l'angle antérieur des cordes vocales et sur les portions des cordes vocales inférieures pourvues de glandes. Les symptômes de cette affection varient avec le siége de la maladie, l'étendue des granulations qui peuvent aller jusqu'à l'érosion des glandules. Certains auteurs, tels que Lervin, Bergson, ont voulu localiser la maladie et multiplier les noms d'après le siége de la lésion. Ils ont admis une aryténoïdite, une épiglottite, une chordite, etc., divisions très inutiles, puisque la médication est la même.

La cause la plus fréquente de la laryngite glanduleuse est l'exercice exagéré de la voix : ainsi, dans la conversation, les conditions physiologiques des organes qui concourent à la phonation, sont bien différentes de ce qu'elles sont pour l'orateur, le chanteur et le prédicateur. Dans la conversation, il y a des moments de repos plus ou moins longs, l'individu qui parle peut abréger ses phrases, les couper suivant les besoins de sa respiration.

Laryngite chronique hypertrophique.

L'observation suivante, que nous avons recueillie dans notre pratique à Allevard, présente un intérêt trop grand pour que, tout en la rapportant ici, nous ne la fassions précéder du diagnostic et de l'anatomie pathologique de cette forme rare de laryngite chronique.

Il s'agit ici d'une affection dans laquelle, à la suite d'une inflammation chronique, la muqueuse du larynx et le tissu cellulaire sous-muqueux s'épaississent et s'hypertrophient. Chez ce malade, l'augmentation d'épaisseur de la membrane muqueuse ne paraît pas due à l'organisation d'un exsudat adventice, mais bien d'une prolifération des éléments de la muqueuse et du tissu sous-muqueux. C'est une véritable hypertrophie. Dans cette forme de laryngite, la couleur de la muqueuse, de rosée qu'elle est habituellement, est devenue rouge et même violacée ; elle offre un gonflement, un boursouflement qui dénotent que cette membrane est devenue résistante et offre un certain degré de rigidité dans les mouvements qui impriment aux diverses parties du larynx certaines modifications.

L'épiglotte se difforme, son bord devient mousse et épaissi, soit en partie, soit en totalité ; et perdant sa position verticale, elle devient sensiblement horizontale. Les replis aryténo-épiglottiques sont gonflés et altérés, ils paraissent plus épaissis. Les aryténoïdes sont gonflés, leur volume est augmenté. Le pli transversal qui réunit les deux aryténoïdes est gonflé et comme rétracté. Souvent les cordes vocales supérieures sont tuméfiées. D'autres fois, une seule est plus volumineuse, altérée au point de recouvrir la corde correspondante.

Les cordes vocales inférieures, plus ou moins injectées, légèrement boursouflées, présentent un bord libre mousse, au lieu d'être net ; parfois il est impossible d'apercevoir ces cordes en raison du gonflement des cordes vocales supérieures. M. Mandl a parfaitement indiqué que, dans la laryngite chronique hypertrophique, les cordes vocales ne subissent, en général, que très peu d'altérations.

Si cette forme de laryngite est partielle, ce ne sont que les aryténoïdes et les replis aryténo-épiglottiques sur lesquels on remarque cette hypertrophie. Quant à l'altération de la texture, la science ne possède que très peu d'exemples d'autopsie qui aient permis de l'étudier. Le professeur Wled, de Vienne, a fait une étude microscopique d'un larynx affecté de cette maladie si rare, et nous croyons utile de rapporter textuellement son observation :

« La section verticale de la muqueuse de l'épiglotte, dit ce professeur, montre que la muqueuse de la face antérieure de l'épiglotte est augmentée très considérablement d'épaisseur. Le cartilage réticulé ne participe pas à l'hypertrophie en cet endroit, de même que le réseau élastique situé au-devant de lui ; ce dernier contient des groupes de cellules graisseuses. L'augmentation du volume est due surtout au tissu conjonctif contenant de petits noyaux isolés et à des groupes de cellules jeunes de tissu conjonctif.

« L'acide acétique, en rendant le tissu conjonctif plus clair, fait paraître les groupes de jeunes cellules, comme des traînées opaques. La partie postérieure de la muqueuse de l'épiglotte était peu boursouflée, et n'offrait d'ailleurs rien de particulier. L'examen d'une coupe verticale faite suivant l'axe longitudinal sur le repli aryténo-épiglottique gauche, donna les résultats suivants :

« Au-dessous de la muqueuse on constate une couche jaune verdâtre qui, par places, s'enfonce plus profondément. Dans les couches plus profondes, on constate des points épaissis, opaques, dus à la prolifération d'éléments de tissus conjonctifs pourvus de noyaux arrondis.

« D'autres points moins opaques offraient des cellules de tissus conjonctifs moins denses entremêlés de filaments élastiques. L'opacité de la surface de la muqueuse était due en grande partie à l'infiltration d'une masse finement granulée et à des noyaux en décomposition. Les glandes pourraient encore être reconnues avec leurs acinis. Les faisceaux musculaires primitifs étaient entourés d'une grande quantité de noyaux agglomérés. Le travail de prolifération dans le chorion de la muqueuse s'étend sur toute l'étendue des plis ary-épiglottiques et des plis thyro-aryténoïdiens supérieurs.

« Il résulte de ces données, dit M. Wled, qu'il y a eu dans ce cas une prolifération à marche chronique de tissu conjonctif jeune, dans le chorion et dans le tissu conjonctif sous-muqueux, et que plus tard seulement s'y est ajouté une infiltration aiguë dans le chorion de la muqueuse, qui aurait pu donner lieu ultérieurement à des ulcérations.

« Dans ce cas, il s'agissait d'un malade qui, pendant plusieurs années, avait eu des laryngites aiguës venant se développer sur une laryngite chronique, et qui avait donné lieu à une hypertrophie de la muqueuse et du tissu sous-muqueux à la suite d'une série de laryngites. Cette hypertrophie s'était tellement développée qu'elle détermina la suffocation chez ce malade. »

SIXIÈME OBSERVATION.

M. V..., âgé de 39 ans, d'une bonne constitution, d'un tempérament lymphatico-sanguin, avait toujours joui d'une bonne santé. Possédant une belle fortune, il s'était livré à l'exercice de la chasse depuis dix années. Chasse aux chiens courants, par l'humidité et tous les temps, à celle du marais même pendant l'hiver, s'exposant à toutes les intempéries. Depuis six années, il a eu successivement diverses laryngites aiguës, sans jamais faire cesser les précédentes ; aussi sa voix dès la deuxième année est restée altérée.

A son arrivée à Allevard, le 5 juillet 1876, je constate l'état suivant :

La santé générale est assez bonne. Les symptômes consistent surtout en troubles fonctionnels locaux ; la rigidité des tissus hypertrophiés du larynx nuit à la mobilité des diverses parties de cet organe et produit les altérations les plus variées comme les plus graves de la voix ; de même que l'épaississement de ces tissus, par le rétrécissement qu'il détermine, entrave la respiration proportionnellement à son étendue et à son intensité.

Le malade éprouve de la gêne à respirer dès qu'il monte ou marche un peu vite, il éprouve une sorte de suffocation. Les cordes vocales inférieures et les parties voisines sont le siége d'un fort épaississement de la muqueuse. Elles ne peuvent que faiblement se contracter. Le gonflement des replis aryténo-épiglottiques, qui paralyse mécaniquement leurs mouvements, modifie leur état dans la phonation. Le son, le timbre et la tonalité de la voix sont altérés, aussi est-elle couverte, enrouée, très-faible.

L'examen laryngoscopique permet de voir que l'écartement des cordes vocales est incomplet.

Les aryténoïdes se rapprochent difficilement, aussi la voix est-elle rauque. La toux est rare, ce qui tient aux changements survenus dans la sensibilité reflexe de la muqueuse ;

car de nombreuses observations m'ont démontré que dans les maladies du larynx la toux laryngée était très rare, excepté lorsque les cordes vocales sont enflammées et que cette inflammation provoque une sécrétion de la muqueuse. Le larynx était peu sensible, même à la pression. La déglutition est très légèrement gênée.

De même que dans la laryngite glanduleuse on voit des saillies à la surface de la muqueuse du larynx chez ce malade ; mais dans la laryngite glanduleuse, ces saillies ont un aspect sphérique régulier, tandis que dans ce cas elles sont irrégulières. Dans la laryngite glanduleuse, l'affection réside uniquement dans le tissu des glandules et il se produit une sécrétion donnant lieu à une expectoration de mucus gris, perlé, que l'on n'observe pas chez ce malade dont le tissu muqueux est gonflé, hypertrophié.

La médication thermale suivante est conseillée au malade.

Faire usage de la boisson de l'eau sulfuro-iodurée à dose progressive depuis trois quarts de verrée le matin, un quart le soir, jusqu'à la dose de trois verrées le matin et une le soir. Baigner très souvent, dans la journée, la gorge avec l'eau sulfureuse, tout en répétant ces bains locaux, faire des gargarismes laryngés en les renouvelant souvent.

Matin et soir prendre une douche laryngée pulvérisée à 28 degrés, en faisant de fortes aspirations pour faire pénétrer profondément la pulvérisation. Passer 3 heures par jour dans les salles d'inhalation gazeuse, faire usage de grands bains alternant avec des bains de vapeurs sulfureuses, afin de stimuler les fonctions de la peau.

Cette médication thermale complexe fut suivie pendant 37 jours. Ce ne fut qu'à partir du vingtième que le laryngoscope me permit de constater que la muqueuse avait subi une légère modification, que la voix était moins rauque. Les cordes vocales étaient plus mobiles, les replis aryténo-épiglottiques étaient moins raides, plus flexibles. L'épiglotte devient plus mobile aussi, moins volumineuse ; la muqueuse qui recouvre les cordes vocales supérieures est moins épaisse. Ces modifications de la muqueuse vont en s'améliorant jusqu'au départ du malade. En effet, le laryngoscope me démontre qu'il s'est opéré une notable amélioration dans l'épaississement de la muqueuse.

J'ai conseillé au malade de continuer, pendant l'automne et l'hiver, l'usage de l'eau d'Allevard en gargarisme, ainsi que sous la forme de douches pulvérisées au moyen d'un pulvérisateur spécial.

Le malade est revenu le 26 juin de l'année suivante. La muqueuse n'avait rien perdu de son amélioration. Il fit une nouvelle cure d'un mois, après laquelle il me fut facile de constater une diminution de moitié dans l'épaississement de la muqueuse. La voix est beaucoup moins rauque, elle est devenue facile et le malade n'éprouve plus de suffocation à la marche.

Il est revenu suivre, pendant une troisième année, un autre traitement qui n'a plus amené de changements. La muqueuse a conservé l'apparence d'une légère hypertrophie et la voix n'a plus son timbre anormal. J'ai revu le malade depuis. La muqueuse est restée dans le même état d'amélioration.

Les maladies du larynx, si répandues chez les chanteurs, les avocats, les prédicateurs, sont souvent guéries et toujours améliorées par la cure de l'eau d'Allevard. Nous croyons utile et nécessaire de rapporter deux observations types fort remarquables de laryngite chronique si difficile à guérir par les moyens ordinaires de la médecine. La première observation offre le type de la laryngite catarrhale, qui diffère essentiellement de la laryngite granuleuse et glanduleuse, en ce qu'elle succède à une affection aiguë, à laquelle elle ressemble en certains points, tandis que la laryngite glanduleuse est chronique d'emblée et reconnaît des causes qui n'ont rien de commun avec celles de la laryngite catarrhale dont elle diffère également par les symptômes ; ainsi dans la laryngite catarrhale chronique, l'inflammation a des points d'élection précis, la face postérieure de l'épiglotte, les ligaments arytèno épiglottiques, la face antérieure de l'épiglotte, les cordes vocales supérieures. La membrane muqueuse est épaissie en certains points et recouverte de mucosités grises, visqueuses, ne s'observant que sur les points malades de la muqueuse, tandis que, dans la laryngite glanduleuse, ces mucosités remplissent en partie ou en totalité les ventricules de Morgagni, où elles se concrètent en offrant un aspect pigmenté et séreux. Elles modifient aussi le timbre de la voix dont la sonorité est altérée, bien que très souvent les cordes vocales soient restées saines. Dans la laryngite catarrhale la voix est altérée, mais cette altération n'est pas en rapport, comme la laryngite granuleuse, avec l'intensité de l'affection, et moindre que les lésions matérielles ne devraient le faire supposer.

SEPTIÈME OBSERVATION

Laryngite granuleuse ou glanduleuse.

Nous avons donné plus haut les caractères différentiels de la laryngite catarrhale et de la granuleuse. Nous avons dit que la laryngite catarrhale était une maladie secondaire, tandis que la seconde était primitive.

L'intéressante observation suivante est le véritable type de la laryngite granuleuse :

Mlle Sch., première chanteuse de l'opéra de Rome, d'origine américaine, d'une bonne constitution, d'un tempérament lymphatico-sanguin, bien réglée, âgée de vingt-neuf ans, avait toujours jouit d'une parfaite santé. Il y a dix-huit mois, ayant été surprise par un orage aux environs de la ville, au mois d'avril, elle resta mouillée pendant près d'une heure, le lendemain elle était prise d'un violent mal de gorge, accompagné de douleurs au larynx et d'une aphonie presque complète. Après une médication active et un repos de quelques jours, l'affection céda, mais la voix resta voilée. Elle fut obligée de prendre un congé de quelques mois. Au bout de six mois, sa voix restant altérée, pendant tout l'été suivant, elle se rendit en Suisse dans l'espoir qu'un repos absolu la guérirait.

Au mois d'octobre elle revint à Rome pour y passer l'hiver. Le timbre de sa voix s'était amélioré un peu, mais elle ne pouvait plus chanter. Elle dût renoncer au théâtre. Pendant tout l'hiver elle fut soignée par le docteur Baccelli sans que sa voix revint complète. Au mois d'avril, elle se rendit à Paris où elle consulta le docteur Krishaber qui lui conseilla de se rendre à Allevard pour faire usage de ses eaux sulfureuses. Elle y arriva le 14 juillet 1879.

L'examen du pharynx me démontra, sur la paroi postérieure, quelques granulations disséminées sur la surface de la muqueuse, dont la teinte est très rouge. Le laryngoscope me permet de constater que la muqueuse qui recouvre l'épiglotte est gonflée, rouge et couverte de petites granulations, de glandules hypertrophiées. Toute la muqueuse qui recouvre les ventricules de cet organe est rouge et parsemée de petites glandules. Les cordes vocales ont perdu leur aspect nacré et offrent une couleur rouge violacée. Le bord libre de la corde gauche est légèrement frangé et ne s'adapte pas complètement avec celui de la droite. Cet examen démontre qu'il existe une véritable laryngite glanduleuse. Ces symptômes sont tout à fait identiques à ceux que j'avais observé chez d'autres chanteurs, chez Fraschini, dont j'ai cité l'observation dans ma revue de l'année dernière. Les avocats, les prédicateurs, présentent les mêmes caractères morbides. Chez ces personnes, qui sont souvent obligées d'élever la voix, la membrane muqueuse du larynx est mise en contact, coup sur coup, avec de l'air aspiré qui, n'ayant pas traversé les fosses nasales et le sinus, ne s'y est pas chauffé, ni humecté, et pénètre abondamment froid et sec dans le larynx. Pour obvier à cette sécheresse, la membrane muqueuse sécrète plus abondamment des mucosités. Cette sécrétion est surtout fournie par les glandules, et, comme toute exagération d'une sécrétion détermine l'hypertrophie, il est évident que les glandules du pharynx et du larynx, doivent augmenter de volume. Les glandules des cartilages arythénoïdes me parurent gonflées. Cette lésion s'expliquait ainsi facilement. Cette malade chantait depuis plusieurs années, et comme sa voix était très vibrante, très étendue, les apophyses antérieures des arythénoïdes, en se rapprochant brusquement pour ramener les cordes vocales vers la ligne médiane, ramenèrent également une partie de la muqueuse arythénoïde, en la plissant et en la comprimant pendant la durée des notes élevées; cette compression, cette tension outrée, avaient eu pour effet d'activer les fonctions des glandules renfermées dans cette muqueuse et d'en augmenter le volume. Avec un fort éclairage, je constatai que leur conduit était dilaté, qu'il s'était fait autour de l'orifice une prolifération épithéliale qui avait déterminé dans la glande tout ce travail hyperplasique. La malade se plaignant d'avoir quelque fois de légères expuitions sanguines, il était évident pour moi, qui avait constaté déjà plusieurs fois ce symptôme dans des cas analogues, que ce sang provenait des vaisseaux dilatés qui entourent ces glandules, formant au niveau des aryténoïdes, une petite surface bombée semblable à un bourrelet hémorrhoïdal. Dans certains points de la muqueuse, je remarquais que l'épithélium présentait un piqueté particulier résultant de l'hyperplasie épithéliale des canaux excréteurs des glandules. Du côté gauche, ce piqueté offrait une teinte grisâtre ayant l'aspect des tubercules miliaires avec lesquels il ne faut pas les confondre.

Tous ces symptômes expliquent l'altération de la voix, plus éraillée le matin que le soir. Je conseillai le traitement suivant :

Boire le matin deux demi-verrées et une le soir. Tous les trois jours prendre une douche générale à 44°, suivie de transpiration afin d'activer la circulation des vaisseaux capillaires de la peau et stimuler ses fonctions; tous les jours un bain de demi-heure à 35°; passer tous les matins et les soirs 45 minutes dans les salles d'inhalation de vapeur; prendre tous les jours une douche laryngienne pulvérisée à la température de 28°, et faire plusieurs fois par jour des gargarismes. Dès le huitième jour la malade éprouva du soulagement. La voix était un peu moins éraillée. L'examen au laryngoscope me fit voir une légère diminution de la coloration des cordes vocales. Les granulations aryténoïdiennes moins rouges et les vaisseaux moins dilatés. Continuée jusqu'au vingtième jour, la médication thermale produisit une amélioration très notable. Les glandules avaient diminué de volume et le timbre de la voix devenait plus clair. La malade se trouvant heureuse d'avoir obtenue cette amélioration, consentit à prolonger son séjour et à faire un long traitement. Je la fis reposer pendant huit jours et après une cure de trente-sept jours, elle quitta Allevard complétement guérie, car le dernier examen que je fis au larynx, me permit de constater que les cordes vocales avaient repris leur aspect normal, que les glandules étaient effacées, que la muqueuse avait repris sa teinte habituelle, que les granulations du pharynx étaient en voie de résolution, la voix était devenue si éclatante, sans que la malade éprouvât la moindre gêne, qu'elle consentit à se faire entendre des baigneurs en chantant au théâtre du casino quelques morceaux de Norma qui soulevèrent d'unanimes applaudissements. Depuis elle est complétement guérie.

HUITIÈME OBSERVATION.

M. le commandeur V...., ministre du gouvernement italien, affecté d'une laryngite chronique depuis près de deux ans, avait toujours joui d'une bonne santé, lorsqu'à la suite d'un refroidissement, il ressentit des douleurs au larynx, accompagnées d'une toux assez forte et de perte de la voix. Se trouvant alors en voyage avec le roi, il ne put pas se soigner. Les douleurs se calmèrent, mais il lui resta de la gêne au larynx, un peu d'expectoration et un affaiblissement très prononcé du timbre de la voix. Il nous fut adressé, le 16 juin 1875, par M. le professeur Bruno, de Turin. Ce malade, âgé de quarante-six ans, présentait l'état suivant : affaiblissement très prononcé de la voix, toux irrégulière, peu intense, plus fréquente le matin, suivie d'une expectoration mucoso-séreuse légèrement opaque au réveil et presque nulle le reste de la journée, gêne et légères douleurs au larynx. Toutes les fois que l'air devenait plus humide et plus froid, le timbre de la voix diminuait très sensiblement, la toux augmentait en raison du boursoufflement de la muqueuse. Ces symptômes s'amélioraient dès que l'air devenait plus sec. Plusieurs auscultations ne m'indiquèrent aucune trace de lésion, ni dans les bronches, ni dans les poumons. Le ministre, fort inquiet de son état, ne pouvant se livrer, comme il l'aurait désiré, à tous les travaux, les fatigues, les études d'un ministère important, ressentait depuis quatre mois des troubles stomacaux, qui avaient rendu les digestions pénibles. L'appétit avait très notablement diminué, les forces étaient moindres et le moral s'était affaissé. L'examen du larynx me démontra que la muqueuse de la face postérieure de l'épiglotte était épaissie, rouge, et qu'il en était de même de celle de la face antérieure. Les cordes vocales avaient perdu leur aspect nacré et avaient pris une teinte fortement rosée.

Le malade fut soumis au traitement thermal suivant : à l'intérieur, usage de la boisson matin et soir, à la dose de trois demi-verrées, qui fut augmentée peu à peu et portée à quatre verrées. Les fonctions de la peau ne se faisant qu'imparfaitement, je fis prendre tous les jours un grand bain, alternant tous les quatre jours avec une douche générale, afin d'activer les capillaires de la peau et d'en augmenter les sécrétions. En outre, il allait dans la matinée et dans l'après-midi, passer une demi-heure dans les salles d'inhalation de vapeur, afin de calmer l'irritation de la muqueuse, et, vers les quatre heures du soir, il prenait une douche laryngée pulvérisée tiède au moyen des nouveaux appareils que j'ai fait installer, et qui permettent de porter directement sur la muqueuse du larynx l'eau pulvérisée à des températures qu'il est facile de régler suivant le degré de la maladie. Ces appareils ingénieux, très recherchés des malades, ont facilité singulièrement la guérison de cette affection.

Dès le quinzième jour, le malade avait perdu sa toux, il éprouvait moins de gêne à parler, et, à plusieurs reprises, dans la journée, le timbre de la voix devenait plus sonore. Le laryngoscope, qui me permettait de suivre les effets internes du traitement, me fit voir que les cordes vocales étaient moins colorées, que la muqueuse épiglottique et aryténoïde était moins tuméfiée et s'améliorait. Comme le malade n'éprouvait plus de douleurs au larynx, je l'envoyai dans les salles d'inhalation gazeuze, afin d'obtenir la résolution complète et plus rapide de l'inflammation chronique de la muqueuse. Il y faisait six ou huit séances par jour de dix à quinze minutes chaque. Cette médication fut continuée encore pendant seize jours, et je constatai alors l'état suivant : le malade n'éprouve plus de fatigues à l'estomac, ses digestions sont faciles, la toux a complétement cessé, ainsi que l'expectoration, les cordes vocales conservent encore une coloration légèrement rosée, et la muqueuse du larynx est à peu près revenue à son état normal. Cependant, la voix reste encore couverte, mais à un degré beaucoup moindre qu'à son arrivée. L'état général et l'état local se sont notablement améliorés et le moral s'est relevé.

Au mois de novembre suivant, j'ai revu le malade à Turin. L'amélioration obtenue, était non-seulement maintenue, mais la voix était devenue plus forte. Il passa un excellent hiver sans éprouver le moindre ressentiment de son ancienne affection. L'année suivante, le 5 juillet, le malade revint, à Allevard sur mon conseil, faire une nouvelle cure de vingt-deux jours. Depuis lors, le malade n'a plus éprouvé de rechute, et la guérison s'est maintenue parfaite.

NEUVIÈME OBSERVATION.

Laryngite granuleuse ou glanduleuse de nature catarrhale

L'intéressante observation suivante est le véritable type de la laryngite catarrhale.

Le célèbre ténor du théâtre des Italiens de Paris, l'artiste qui avait été si souvent admiré à la Scala de Milan, Fraschini, nous est adressé à Allevard par le docteur Franco. A son arrivée, le malade nous expose les faits suivants. Il est âgé de quarante-un ans, d'une constitution nerveuse, d'un tempérament lympathique. Il a toujours joui d'une bonne santé, ne s'est enrhumé que très rarement et n'avait jamais eu de maux de gorge. Sa voix avait été toujours pure et sonore, et il avait constamment pu chanter tous les hivers sans être fatigué. Il passait ordinairement l'été soit en Suisse, soit sur les bords du lac de Côme. Depuis dix-huit mois, il avait vu sa santé s'affaiblir, de la toux survenir, accompagnée de gêne au larynx, de douleurs peu vives et d'une expectoration mucoso-séreuse, grise et pigmentée, le timbre de sa voix s'altérer, s'affaiblir. Il était dans l'impossibilité de chanter.

Pendant ces dix-huit mois, il fit usage de médicaments homéopathiques ; il se retira du théâtre, et malgré ces soins, il n'obtint qu'une faible amélioration. Au commencement de juillet 1864, il fut envoyé à Allevard, et je constatai les symptômes suivants, ainsi que les lésions qui existaient dans le larynx. L'examen laryngoscopique me permit de constater la rougeur violacée en certains points de la muqueuse légèrement épaissie, et dont quelques glandules étaient hypertrophiées. Les cordes vocales avaient pris une coloration rosée et offraient une légère vascularisation. Il était évident que ce que je constatais chez ce célèbre chanteur, se retrouve aussi chez les orateurs, chez les prédicateurs. Chez ces personnes, la membrane muqueuse est mise en contact coup sur coup avec de l'air aspiré qui, n'ayant pas traversé les fosses nasales et les sinus, ne s'y est pas échauffé, ni humecté, et pénètre abondant, froid et sec dans le larynx. Pour obvier à cette sécheresse, la membrane muqueuse secrète plus abondamment des mucosités. Cette sécrétion est surtout fournie par les glandules, et, comme toute exagération d'une sécrétion. détermine l'hypertrophie, il est évident que les glandules du pharynx et du larynx doivent augmenter de volume. Les glandules des cartilages arythénoïdes me parurent gonflées, la muqueuse qui les renferme était boursoufflée. Cette lésion s'expliquait facilement. Ce malade chantait depuis de longues années, et, comme sa voix était très vibrante, très étendue, les apophyses antérieures des arythénoïdes, en se rapprochant brusquement pour ramener les cordes vocales vers la ligne médiane, ramènent également une partie de la muqueuse arythénoïdale en la plissant et en la comprimant pendant la durée des notes élevées ; cette compression, cette tension outrée, avaient eu pour effet d'activer les fonctions des glandules renfermées dans cette muqueuse et d'en augmenter le volume. Avec un fort éclairage, je constatai que leur conduit était dilaté, qu'il s'était fait autour de l'orifice une prolifération épithéliale qui avait déterminé dans la glande tout ce travail hyperplasique. Le malade se plaignant d'avoir quelquefois de légères expulsions sanguines, il était évident pour moi, qui avait constaté déjà plusieurs fois ce symptôme dans des cas analogues, que ce sang provenait des vaisseaux dilatés qui entourent ces glandules, formant au niveau des arythénoïdes une petite surface bombée semblable à un bourrelet hémoroïdal. Dans certains points de la muqueuse, je remarquais que l'épithélium présentait un piqueté particulier résultant de l'hyperplasie épithéliale des canaux excréteurs des glandules. Du côté gauche, ce piqueté offrait une teinte grisâtre ayant l'aspect des tubercules miliaires avec lesquels il ne faut pas les confondre. Tous ces symptômes expliquent l'altération de la voix plus éraillée le matin que le soir. Je conseillai le traitement suivant :

Boire le matin deux demi-verrées et autant le soir. Prendre

un bain tous les deux jours : tous les quatre jours, une douche générale à 45 degrés, suivie de transpiration, afin d'activer la circulation des vaisseaux capillaires de la peau et stimuler ses fonctions; passer tous les matins et les soirs quarante-cinq minutes dans les salles d'inhalation de vapeur ; prendre tous les jours une douche laryngienne pulvérisée à la température tiède de 26 degrés, et faire plusieurs fois par jour des gargarismes avec l'eau sulfureuse. Dès le dixième jour de la cure, le malade éprouva un léger soulagement. La voix était un peu moins éraillée. L'examen au laryngoscope me fit voir une légère diminution de la coloration des cordes vocales. Les granulations aryténoïdiennes étaient moins rouges et les vaisseaux moins dilatés. Continuée jusqu'au vingtième jour, la médication thermale produisit une amélioration plus sensible. Les glandules avaient diminué de volume. Le timbre de la voix était un peu plus clair. Le malade, se trouvant heureux d'avoir obtenu cette amélioration, consentit à prolonger son séjour et à faire un long traitement. A dater de ce jour, je le fis reposer tous les six jours, et, après une cure de trente-sept jours, il quitta Allevard avec une amélioration bien marquée. La veille de son départ, je fis un dernier examen, qui me permit de constater les résultats suivants :

Les cordes vocales ont à peu près repris leur aspect normal nacré. La muqueuse qui les recouvre n'est plus boursoufflée. La muqueuse épiglottique est revenue à son état normal. Les glandules hypertrophiées ont diminué d'épaisseur et leur sécrétion est réduite à très peu de chose. La voix est encore faible; cependant le malade peut déjà pousser quelques notes élevées. Je lui conseille de garder le repos complet de l'organe, de ne pas passer ses soirées au cercle, afin de ne pas s'exposer à respirer cette atmosphère remplie de fumée si irritante de tabac. L'amélioration obtenue continua, et, dix mois après, Paris pouvait de nouveau admirer sa belle voix, au théâtre des Italiens.

Au moment où ce travail est sous presse, 15 décembre 1882, je viens d'avoir la visite du ténor Palermi, qui, il y a huit années, avait quitté le théâtre par suite d'une laryngite chronique pour laquelle il était venu passer deux saisons à Allevard. Sous l'influence de cette double médication thermale, ce chanteur a retrouvé sa voix ; il a pu chanter à Naples, à Rome, et en ce moment il est premier ténor au théâtre Italien de Nice, où il fait les délices de la société étrangère, composée de toutes les nations.

BRONCHITES CHRONIQUES

Les effets sympathiques qui s'exercent entre la peau et les membranes muqueuses méritent la plus sérieuse attention de la part du médecin, car ils jouent un rôle de première importance dans la production des maladies de ces membranes, comme aussi dans leur marche et dans les moyens de traitement qu'on leur applique.

Quand la partie de l'organe cutané, qui forme la face extérieure du corps, vient à cesser ses fonctions ou qu'elle se trouve modifiée dans son état physiologique, sous l'influence du froid par exemple, celle qui tapisse les cavités du corps devient sympathiquement plus active. Son système capillaire sanguin passe à un état de turgescence, lequel en se prolongeant dégénère en une véritable inflammation. C'est ainsi que le refroidissement de la peau, la suppression des sueurs, déterminent très promptement l'inflammation des muqueuses. Qui ne sait que le coryza, la pharyngite et la bronchite sont le résultat le plus ordinaire du refroidissement de la peau ? Les sympathies qui donnent lieu à cette réaction cutanée pour la production des phlegmasies des muqueuses, se retrouvent encore et agissent d'une manière analogue, quand on applique à cette enveloppe extérieure du corps des substances qui peuvent modifier son action physiologique. C'est ainsi que toute application d'un révulsif tend à diminuer d'autant l'état inflammatoire des muqueuses, et particulièrement de la muqueuse pulmonaire. Comment après cela, ne pas comprendre que l'emploi thermal des eaux sulfureuses d'Allevard, traitement qui exerce une action si puissante sur la peau, n'ait pas une action semblable sur la muqueuse pulmonaire. D'ailleurs, le traitement par les inhalations des gaz contenus dans cette eau ne s'adresse-t-il pas directement à toutes les bronches, grandes et petites, et ne produit-il pas des effets directs sur toute la surface de la muqueuse qui tapisse ces conduits de l'air qui se trouvent chaque jour sous l'influence médicatrice de ces principes gazeux ?

Les affections catarrhales des muqueuses constituent rarement des états morbides simples, et sont très souvent liées à des maladies constitutionnelles complexes ; mais, quelle que soit leur nature, rhumatismale, scrofuleuse ou herpétique, le traitement sulfureux est également indiqué ; seulement le mode varie. De là, l'importance très grande pour le médecin de rechercher qu'elle a pu être la cause de l'affection catarrhale, qu'elle est sa nature ?

Les affections catarrhales chroniques peuvent être liées à plusieurs causes principales : diathèses rhumatismales, scrofuleuse ou herpétique, donnant lieu à une expectoration différente et caractéristique.

Le catarrhe pulmonaire chronique lié à la diathèse herpétique est beaucoup plus fréquent jusqu'à l'âge de quarante ans que chez les personnes plus âgées, chez lesquelles la bronchite succède à un simple refroidissement ou est liée au principe rhumatismal.

En relisant les nombreuses observations que j'ai recueillies, je suis étonné de cette fréquence alternative de dartres et de catarrhes. L'observation suivante est un exemple remarquable.

DIXIÈME OBSERVATION

Bronchite chronique herpétique.

M. le Comte de B. d'un tempérament nerveux, d'une constitution assez forte, âgé de cinquante-sept ans, nous est adressé par le professeur Potain ; à son arrivée à Allevard, le 5 août 1878, le malade nous expose que depuis trois années, il se plaint de chaleur dans la poitrine, de toux tantôt sèche avec quintes violentes suivies d'une expectoration séreuse et visqueuse, parfois plus épaisse et verdâtre. Il éprouve également de la sécheresse à la gorge et un sentiment de brûlure derrière le sternum. L'examen du pharynx démontre tous les caractères d'une pharyngite herpétique. L'auscultation laisse entendre du souffle bronchique, quelques râles disséminés peu intenses ; pas de craquements ni secs, ni humides, pas d'expirations prolongées, pas de râles crépitants. La percussion ne découvre nulle part la moindre matité. Le malade ayant eu à diverses reprises de légères manifestations cutanées, il est évident que cette bronchite est de nature herpétique, que ce principe s'est développé dans les bronches et y a déterminé cette irritation de la muqueuse.

Pour combattre cet état morbide, le malade est soumis à l'usage de la boisson de l'eau sulfureuse à dose modérée, puis progressive. Pour réveiller, stimuler les fonctions de la peau, le malade prend tous les jours un grand bain, il passe tous les jours cinquante minutes dans la salle d'inhalation de vapeurs sulfureuses qui, portées directement sur les parties malades, doivent ainsi modifier la muqueuse altérée, tout en calmant l'éretisme et faire diminuer les quintes de toux sèche. Il prend tous les soirs, à trois heures, une douche pulvérisée pharyngienne à 30 degrés. Dès le dixième jour le malade tousse moins, la douleur du sternum a diminué, la gorge est moins sèche. A dater de ce jour, le malade est soumis à l'usage des bains de vapeur, afin d'activer les fonctions de la peau. Il continue le traitement indiqué, et au dix-neuvième jour l'amélioration a fait de notables progrès, il tousse beaucoup moins, n'a plus de quintes et l'expectoration séreuse est réduite à quelques petits crachats. Toutes les douleurs qu'il éprouvait derrière le sternum ont cessé, ainsi que la sécheresse de la gorge et le picotement qu'il y éprouvait.

Le traitement est encore continué pendant dix jours, après lesquels il quitte l'établissement, très satisfait de son séjour. Ce malade est revenu l'année dernière au mois de juillet, il a fait cette seconde cure pendant vingt-quatre jours et l'amélioration qui s'était maintenue pendant l'hiver a fait de tels progrès qu'à son départ la guérison est complète. Le malade malade m'a écrit, le 4 avril dernier, qu'il était entièrement guéri.

ONZIÈME OBSERVATION

Bronchite catarrhale.

M. le comte de Z..., ancien syndic de Turin, d'un tempérament sanguin, d'une bonne constitution, nous est adressé le 23 juillet par le professeur Gamba. Ce malade a eu pendant l'hiver de 1877 à 1878 une bronchite catarrhale avec violentes quintes de toux accompagnées d'une expectoration muqueuse épaisse. Le moindre refroidissement réveillait immédiatement un léger état aigu. Malgré les soins les mieux entendus, l'affection a continué pendant tout l'hiver et la toux a persisté même avec les premières chaleurs, mais beaucoup moins forte. La percussion ne laisse entendre aucune trace de matité dans la poitrine, mais à l'auscultation, on entend de nombreux râles muqueux disséminés dans les bronches surtout en arrière du poumon gauche. Il est très légèrement oppressé, ce qui s'explique par la présence de râles bullaires fins que l'on entend à la base du poumon gauche. Il se plaint d'un chatouillement pénible dans les bronches en arrière du sternum. L'examen du pharynx indique une rougeur assez forte de la muqueuse qui est tuméfiée et parsemée de petits vaisseaux sanguins. Dès que le temps devient humide et frais, le malade tousse davantage et la gorge devient douloureuse. Le moindre exercice provoque la transpiration, qui s'arrête sous l'influence du moindre courant d'air et rend le malade très impressionnable.

Le malade est soumis au traitement suivant : boire tous les jours trois demi verrées d'eau sulfureuse coupée avec du lait chaud, en augmentant jusqu'à quatre verrées. Faire chaque jour cinq séances de dix minutes chàque dans les salles d'inhalation gazeuse en les augmentant de cinq minutes tous les cinq jours, jusqu'à vingt-cinq minutes par séance.

Prendre tous les matins une douche locale à 43 degrés sur les extrémités, et dans l'après-midi, une douche pulvérisée pharyngienne de vingt-cinq minutes. Tous les deux jours, un bain de 35 degrés de 20 minutes de durée, et, pendant le courant de la journée, se gargariser plusieurs fois avec l'eau minérale tiède.

Cette médication fut continuée pendant vingt-six jours, après lesquels le malade est parti ne toussant plus ; le pharynx avait repris son aspect normal. L'expectoration qui, pendant la cure, était devenue de moins en moins épaisse, n'offrait plus qu'une sécrétion glaireuse. L'auscultation ne laissait plus entendre de râles, et ceux de la base avaient complétement disparus. Le malade n'éprouvait plus la moindre oppression.

Je conseillais au malade de boire pendant l'hiver, durant douze jours de chaque mois, deux verrées, de l'eau d'Allevard.

Le 14 juillet 1879, le malade est revenu à Allevard faire

une seconde cure, afin de consolider la première. Il n'avait eu qu'un léger rhume pendant le mois de janvier. Depuis lors, il n'avait plus toussé. Il a fait un nouveau traitement pendant dix-neuf jours. L'auscultation ne laissait entendre aucun râle. La gorge était dans le meilleur état, et je constatais à son départ une guérison complète.

CHAPITRE V.

MALADIES DE LA PEAU

L'action spécifique du principe sulfureux des eaux hépatiques dans les maladies cutanées est certaine et dans tous les temps, depuis les Romains, les sources sulfureuses ont été reconnues les meilleures pour le traitement des affections de la peau; aussi le soufre et ses composés agissent-ils d'une manière très marquée sur ces maladies. Parmi les préparations sulfureuses, les eaux sulfureuses, on le sait, sont placées en première ligne. C'est près des sources sulfureuses que les malades atteints de dartres ou d'autres maladies chroniques de l'appareil cutané se rendent exclusivement et que beaucoup y trouvent une guérison que tous les efforts des médecins n'avaient pu obtenir.

D'ailleurs le soufre est l'agent spécifique qui détruit les champignons ; or, comme il est démontré que les parties malades de la peau sont couvertes de végétations parasitaires, il est certain que l'acide sulfhydrique, et le soufre contenus dans l'eau minérale d'Allevard, guérissent ces affections en en détruisant la cause. L'expérience, au reste, s'est chargée de démontrer l'exactitude de ce qui était indiqué par la théorie. L'établissement d'Allevard a guéri souvent des affections qui avaient été rebelles à tous les traitements antérieurs, et même à l'emploi interne et externe d'autres eaux sulfureuses, telles que celles de Barèges, de Luchon et d'Uriage. L'expérience de 30 années m'a démontré que si ces maladies, même lorsqu'elles affectent les formes les plus graves, se guérissent fréquemment à Allevard ; c'est à la poussée qui arrive aux malades pendant leur traitement que l'on doit attribuer cette énergie curative. Il me serait facile de citer de nombreuses observations où des eczémas, des lichens, des psoriasis et des pythiriasis datant de longues années, pour lesquels les sources des Pyrénées, les eaux de la Bourboule, avaient été infructueuses, ont été guéris à Allevard. Cette poussée ne s'obtient pas, comme à Louesch, à la suite de bains prolongés pendant 6 à 8 heures, mais seulement d'une durée de 2 heures.

DOUZIÈME OBSERVATION

Eczéma.

M. D..., d'Orléans, d'une bonne constitution, d'un tempérament bilieux, âgé de 39 ans, est affecté, depuis bien des années, d'un eczéma contre lequel il a vainement lutté, soit par les moyens ordinaires de la médecine, soit par les eaux de Luchon, de Barèges et même de Royat, où il a fait trois saisons.

Le 18 juillet 1877, il se rendit à Allevard, d'après les conseils de MM. les docteurs Guibout et Hardy; à son arrivée, je constate que toute la cuisse, la jambe et le dessus du pied sont recouverts de larges squammes sous lesquelles se fait un suintement séreux abondant qui l'oblige à recouvrir ce membre de poudre d'amidon et à le tenir enveloppé. Il y éprouve de vives démangeaisons. Tout le côté droit du ventre est recouvert de squammes. Derrière la nuque existe une surface sèche, siége d'une forte démangeaison ; au talon du pied droit et à la base des orteils, la peau est sillonnée de fentes très douloureuses et rendant la marche très pénible.

Je conseillais l'usage de la boisson sulfureuse à la dose progressive, depuis trois demi-verrées jusqu'à quatre verrées par jour. Prendre tous les jours un grand bain d'une heure en augmentant chaque jour jusqu'à la durée de deux heures et demie. Tous les soirs, avant de se coucher, le malade recouvrait les parties malades de compresses imbibées d'eau minérale, après avoir fait des lotions pendant un quart-d'heure. Après le septième bain, toutes les squammes s'étaient détachées, les démangeaisons étaient moins fortes. Le seizième jour, le malade allait mieux, on commençait à apercevoir, sur quelques points des surfaces malades, un nouvel épiderme en voie de formation. Les sécrétions avaient notablement diminué. Les fissures des doigts de pied étaïent moins douloureuses, et quelques-unes se cicatrisaient. Le dix-huitième jour, le malade se plaignit d'une courbature générale, de chaleur à la peau, d'insomnie, de perte d'appétit. Le pouls donnait 96 pulsations et la température indiquait 39° 2. Je suspendis le traitement, le malade fut obligé de s'alliter, et le lendemain, les plaques d'eczéma étaient devenues rouges et sur les parties saines, sur les avant-bras et le dos, il se manifesta une éruption miliaire, la fièvre diminua le lendemain. Le sommeil revint ainsi que l'appétit.

Après un repos de cinq jours, le malade reprit son traitement en diminuant chaque jour d'un quart-d'heure la durée du bain jusqu'à ce qu'il fût revenu à celle d'une heure.

La médication fut continuée pendant 35 jours, après lesquels le malade quitta l'établissement. A son départ, je constatai la guérison des fissures des pieds. L'eczéma de la cuisse avait diminué des deux tiers. Celui de la jambe était en voie d'amélioration. J'engageai le malade à suivre pendant tout l'hiver une médication qu'il devait soumettre à son médecin, et à revenir l'année suivante.

Le 26 juin suivant, il revint, et je constatai que l'amélioration avait encore augmenté. Je le soumis à la médication qui, l'année précédente, avait donné un aussi bon résultat. Les mêmes phénomènes de poussée se manifestèrent, et après 28 jours de cure, le malade était à peu près guéri. Il ne restait à la jambe que des traces de la maladie, qui disparaissaient deux mois après son départ. Le 6 juin dernier, ayant écrit au malade pour avoir de ses nouvelles, il me répondit qu'il était complétement guéri ; mais qu'il reviendrait en 1881.

TREIZIÈME OBSERVATION.

Prurigo.

Mme N..., de Chambéry, âgée de 52 ans, d'un tempérament lymphatique, jouissant habituellement d'une bonne santé, est née d'un père qui a, pendant longtemps, souffert d'une maladie cutanée qu'elle croit avoir été semblable à la sienne ; elle est mère de deux enfants et a traversé l'âge critique sans accident ; depuis deux ans, elle souffre d'une dermatose qui paraît s'être développée sous l'influence de diverses affections morales tristes.

Cette maladie est caractérisée par une éruption de petites papules ou élevures pleines, solides, isolées, non inflammatoires, bien appréciables à la vue et au toucher, accompagnée d'un prurit assez vif pour causer l'agitation et l'insomnie. Ces papules ont envahi progressivement les bras, les épaules, le pourtour du tronc et les membres inférieurs. Elles ont été attaquées par une foule de moyens puisés successivement dans la classe des antiphlogistiques, des calmants, des dépuratifs, et enfin par les eaux d'Aix en Savoie, mais sans succès.

S'étant montré très intense dans le cours de l'hiver dernier, cette affection a fait le tourment et presque le désespoir de cette dame, lorsqu'enfin elle a paru s'amender un peu à la suite de quelques bains sulfureux et alcalins.

Le médecin ayant conseillé à la malade les eaux sulfureuses d'Allevard, elle s'y rendit au commencement de juin 1840.

En raison de la susceptibilité nerveuse de la malade, nous avons commencé par le traitement sédatif. De cette manière, elle est parvenue graduellement à supporter la boisson d'eau pure, des douches et des bains chauds, puis des bains de vapeur à 40 degrés R., traitement que les occupations de Mme N.. ne lui ont pas permis de prolonger au-delà de 21 jours.

A cette époque, toutefois, on observait déjà une amélioration qui pouvait faire pressentir les bons résultats qui nous ont été annoncés par son médecin, en ces termes : « Je suis bien satisfait de pouvoir vous apprendre que Mme N... n'a pas tardé, après son retour d'Allevard, à être guérie de la cruelle affection qui la tourmentait. Tout porte à croire qu'elle en sera débarrassée pour toujours, puisqu'il n'y a pas eu le moindre ressentiment jusqu'à ce jour. » (Dubouloz, médecin des hospices de Montmeillan, 1er mars 1874.)

Cette dame est venue au mois de juillet suivant prendre encore les eaux pendant quinze jours pour consolider sa guérison, mais elle ne portait aucune trace de son ancienne maladie.

Un semblable résultat est d'autant plus remarquable, que nous avons nous-même observé, dans d'autres circonstances, combien cette affection est ordinairement rebelle à tout traitement, ou du moins combien ce dernier doit être soigné et prolongé. Remarquons encore que, dans le cas présent, nous devions nous attendre à trouver la maladie d'autant plus opiniâtre qu'elle pouvait être présumée avoir un caractère d'hérédité, qu'elle datait de deux ans, et n'avait éprouvé aucune modification du traitement par les eaux d'Aix en Savoie.

On peut voir au tableau les divers résultats que nous avons obtenus dans le prurigo partiel on général.

BLESSURES PAR ARMES A FEU

Bordeu avait signalé la puissance curative des Eaux Bonnes dans les anciennes blessures par armes à feu, et l'on comprendra facilement que les eaux d'Allevard, dont la composition est analogue à celles de Bonnes, et dont les effets sont les mêmes, doivent réussir dans les anciennes blessures. Les deux observations suivantes en démontreront la preuve.

QUATORZIÈME OBSERVATION.

En 1834, le colonel U..., au col de la Ténia, fut blessé d'un coup de feu à l'angle externe de l'orbite gauche. La balle passa dans le fond de l'orbite et se perdit dans les os de la base du crâne. De nombreuses tentatives furent faites pour l'extraire. Toutes les recherches furent faites sans succès, et l'on ne put parvenir à s'assurer du point où elle était fixée.

Le colonel éprouvait de violentes douleurs de tête et un état permanent de congestion cérébrale. Un coryza chronique le fatiguait constamment.

Les plus célèbres chirurgiens de Paris sondèrent vainement les fosses nasales et ne purent s'assurer de la position du projectile.

L'état du malade s'aggravant de plus en plus, au mois d'avril 1857, à la suite d'une consultation, M. Nélaton décida qu'il fallait qu'ils se rendit aux eaux d'Allevard, et que, après un traitement thermal, il tenterait une opération pour l'extraction du projectile.

Le 7 juin 1857, le colonel arrive à Allevard, et je constate l'état suivant :

Œil gauche complétement oblitéré, face vultueuse, douleurs de tête permanentes, coryza chronique donnant lieu à un écoulement épais, somnolence continuelle et pénible. Le malade éprouve parfois tous les symptômes d'une congestion cérébrale, et il devient nécessaire d'employer des dérivatifs puissants. Le malade est soumis à l'usage de la boisson de l'eau sulfureuse et des bains. Je conseille de prendre tous les jours dans les fosses nasales une douche d'injection comme celle que l'on emploie pour combattre les coryzas chroniques. Ce traitement est continué pendent trois semaines sans amener de changements notables. A dater du vingt-troisième jour, il éprouve un peu plus de gène dans la fosse nasale gauche. Les douleurs de tête deviennent lancinantes. La coloration du visage devient plus prononcée, et de véritables symptômes de congestions cérébrales se manifestant, je suis obligé d'avoir recours à une forte saignée, sous l'influence de laquelle les symptômes s'améliorèrent. A dater de ce moment, l'écoulement nasal devient sanguinolent, des douleurs se manifestent à la base du crâne. Il est évident qu'un travail d'élimination s'opère.

Les injections furent continuées pendant douze jours, après lesquels, un matin, le malade, en se réveillant, sentit tout à coup un corps étranger tomber dans le pharynx et, par un léger effort d'expiration, la balle tomba dans la bouche. Dès lors, tous les accidents cessèrent, et, peu de temps après, le malade fut complètement guéri.

QUINZIÈME OBSERVATION.

M. V..., capitaine au 3e zouaves, avait reçu un coup de feu à la jambe droite, et la balle, après avoir fracturé le tibia, était sortie en avant du péroné.

La blessure fut longue à se cicatriser, et le malade ne put

reprendre son service que cinq mois après, en octobre 1850. Depuis lors, il conserva de la douleur dans la jambe avec l'œdême, persistant pendant un temps plus ou moins long. La cicatrice se rouvrait de temps en temps et se fermait après être restée ouverte un mois ou six semaines. Diverses tentatives furent faites pour s'assurer s'il n'existait pas quelque corps étranger dans le membre, et la sonde ne permit jamais aux chirurgiens de reconnaître s'il existait une esquille ou autre objet.

En 1856, le malade est envoyé à Allevard dans l'espoir que le traitement thermal favoriserait la sortie du corps étranger.

Après 22 jours de traitement, la cicatrice devint douloureuse, se rouvrit, et donna issue à la sérosité purulente. Des injections d'eau minérale furent faites dans la plaie, et, après huit jours, un morceau du pantalon s'échappa par la plaie. Quelques jours suffirent pour amener une cicatrisation complète, et, dès-lors, cet officier n'a plus éprouvé de douleurs dans sa jambe.

Je pourrais encore citer une observation fort remarquable d'un général qui, ayant reçu un coup de feu au pied droit pendant les tristes journées de juin 1848, avait conservé des douleurs parfois assez douloureuses pour produire une claudication prononcée, suivie ordinairement de l'apparition d'une fistule à la partie interne du pied qui, après être restée ouverte pendant quinze à vingt jours, se fermait pendant deux ou trois mois pour se rouvrir de nouveau.

Il vint, en 1852, faire un traitement à Allevard, et le dix-septième jour, un abcès se manifesta. Dès qu'il fut ouvert, je pus extraire un fragment de balle. Après un séjour de trente-cinq jours à l'établissement, il partit complètement guéri.

SYPHILIS ANCIENNES

L'action puissamment sudorifique du traitement thermal par les eaux sulfureuses, ce mouvement, cette réaction du centre à la circonférence qui en résulte et donne lieu au phénomène de la *poussée*, font souvent apparaître au dehors certains principes cachés, à l'influence inaperçue desquels diverses maladies chroniques doivent leur résistance à tous les traitements ordinaires. C'est ainsi que des gales invétérées, des dartres, dont la disparition remonte à une époque éloignée, font tout à coup éruption à la peau, sous l'influence des bains et des douches sulfureuses, d'où résulte la cessation presque subite de maladies anciennes, rebelles, tenaces, et jusque-là réputées incurables. C'est aussi sous cette même influence que d'anciennes syphilis, restées latentes pour le malade et même pour le médecin, se manifestent par l'apparition subite de quelques symptômes, après l'emploi plus ou moins continué des bains et des douches, et viennent heureusement révéler la cause non soupçonnée du mal, lequel peut ensuite être combattu avec succès par une médication spécifique.

« Plus d'une fois nous avons eu occasion de voir l'usage des eaux minérales, des bains de vapeur, administrés contre les affections prétendues rhumatismales, déterminer subitement l'apparition d'éruptions, dont le caractère révélait à tous les yeux l'existence d'un mal resté caché pendant un laps de temps assez considérable. »

SEIZIÈME OBSERVATION.

Syphilis ancienne.

Pierre D...., âgé de 49 ans, d'une constitution lympathique, a eu, il y a quinze ans, une affection syphilitique, caractérisée par des chancres et un bubon. il a été traité par les préparations mercurielles, qui ont amené une abondante salivation. Sa maladie n'a duré que trois mois. Il paraissait très bien guéri, lorsqu'il y a cinq ans, il a été pris subitement de vives douleurs à la voute palatine ; il alla consulter un médecin qui, voyant apparaître en ce point des ulcères vénériens, le soumit de nouveau à un traitement mercuriel qui produisit également la salivation. Ce traitement n'amena aucun résultat : la maladie continua à faire des progrès. Des douleurs ostéocopes se déclarèrent, accompagnées de violents maux de dents.

Le malade se rendit à Grenoble, et le médecin qu'il consulta le soumit à l'usage du rob de Boyveau-Laffecteur et de la tisane de Feltz.

La maladie continua à faire des progrès, et la carie envahit les os de la voûte palatine. Une suppuration se manifesta du côté droit de la joue, entre la machoire inférieure et cette partie ; l'avant-derrière mollaire se détacha d'elle-même. Deux thumeurs lacrymales se manifestèrent en même temps, et un abcès se forma au niveau de l'omoplate gauche. L'abcès ayant été ouvert, on reconnut que cet os était carié. Le malade vint me consulter le 10 juin 1848.

Je l'examinais avec attention, et après qu'il m'eut donné les détails ci-dessus mentionnés, je fixai mon diagnostic de la manière suivante :

1° Deux fistules lacrymales ;

2° Carie de l'omoplate dans le bord supérieur ;

3° Un vaste ulcère qui a détruit la voûte palatine dont les os sont complètement cariés ;

4° Carie du maxillaire inférieur au côté droit. La carie s'étend depuis l'angle de la machoire jusqu'à un pouce en avant de la symphyse du menton ;

5° Toutes ces parties ulcérées donnent lieu à un écoulement de pus fétide et abondant.

Je prescris le traitement suivant :

Le malade se trouvant dans un grand état de faiblesse, je suis obligé de faire administrer les eaux avec précaution.

Pendant huit jours, il boit quatre verrées d'eau minérale, coupée avec la décoction d'orme pyramidal. Il prend un bain le matin d'une heure et demie de durée ; pendant le bain, il reçoit dans la bouche une douche à courant peu rapide. Le soir, il prend également une autre douche.

Après une semaine, il passe du bain à la douche générale.

Au quatorzième jour, quelques fragments osseux nécrosés tendent à sortir par une plaie qui existe au niveau des trois dernières mollaires, plaie qui donne lieu à une abondante suppuration.

Le dix-septième jour, je peux extraire trois petites esquilles.

Le dix-neuvième jour, le malade éprouve de vives douleurs à l'angle de la mâchoire. Le vingt-troisième jour, je constate qu'en ce point il existe une collection purulente dont je pratique l'ouverture au moyen d'un bistouri.

Cette ouverture me permet d'introduire des pinces, au moyen desquelles j'extrais deux esquilles.

Le même traitement est continué jusqu'au trente-troisième jour, où j'extrais également deux esquilles ; à partir de cette époque, les tissus engorgés diminuent, la suppuration devient de jour en jour moins abondante, et le malade va mieux.

La carie de l'omoplate est entièrement arrêtée, la plaie est cicatrisée.

Les bords de l'ulcération de la voûte palatine sont cicatrisés.

Les fistules lacrymales sont oblitérées.

Les forces se sont rétablies, et le malade, privé jusqu'alors du sommeil, dort pendant toute la nuit. Il a bon appétit, et il part le cinquante-deuxième jour, complètement guéri.

Le malade, que j'ai revu, a retrouvé une santé parfaite.

DE L'ASTHME

Nous avons vu que les asthmatiques étaient le plus souvent soulagés par les inhalations de vapeurs et que c'est à ce mode de traitement que les eaux du Mont-Dore doivent leur réputation. Ce sont les résultats si remarquables obtenus dans cet établissement, qui m'avaient engagé, en 1860, à faire établir à Allevard une salle d'inhalation de vapeurs, persuadé que l'association des gaz de la source et de ces vapeurs sulfureuses pourraient avoir une aussi grande, si non une plus grande puissance curative. L'expérience est venue confirmer cette pensée et depuis lors, il vient à Allevard un grand nombre de malades asthmatiques. Dès qu'ils sont entrés dans ces salles, les malades respirent plus facilement, la toux se calme, l'expectoration devient moins pénible, plus facile, et les malades éprouvent un tel bien être qu'ils voudraient prolonger leur séjour dans ces salles pendant un temps plus long qu'il ne leur est nécessaire.

Cette médication a acquis une telle importance pendant ces dernières années, que la nouvelle compagnie propriétaire d'Allevard a fait construire dans son nouvel établissement quatre salles d'inhalations de vapeurs précédées chacune d'un vestiaire et d'une salle de repos, ce qui remplit une indication fort importante, celle de ne pas prendre froid en s'exposant trop tôt à l'air frais du dehors.

Il nous serait facile de citer à l'appui de nombreuses

et importantes observations, ce que nous ne croyons pas nécessaire.

De la parfaite conservation de l'eau sulfureuse d'Allevard transportée.

Tous les praticiens savent combien les eaux sulfureuses chaudes perdent de leurs principes lorsqu'elles sont transportées, tandis que la température 16° de l'eau d'Allevard permet de la transporter au loin et de la conserver sans qu'elle subisse la moindre altération, ainsi que le prouve le rapport suivant du savant et consciencieux professeur de chimie Dupasquier, qui l'indique d'une manière formelle, et l'expérience de quarante années est venue confirmer ses paroles.

Composition de l'Eau sulfureuse d'Allevard et son analyse.

Produits gazeux	cent. cubes.
Gaz acide sulfhydrique libre..........	24,75
— carbonique libre..	97,00
Azote............................	41,00
	162,75

Produits solides	gr.
Carbonate de chaux..........	0,305
— de magnésie.........	0,010
Chlorure de sodium	0,503
— de magnésium............	0,061
Sulfate de chaux......	0,298
— de magnésie.............	0,523
— de soude.......	0,535
Acide silicique.......................	0,005
Iode.............................	0,006
Total...	2,246

Température... 16°

Extrait d'un Rapport de M. le docteur DUPASQUIER à la Société de médecine de Lyon.

« L'eau sulfureuse d'Allevard, administrée sur les lieux en bains, en douches, etc., constitue un agent thérapeutique parfaitement à la portée des malades de Lyon et d'une énergie très-supérieure à celle de la plupart des eaux minérales de la même classe. En attendant que je vous donne lecture d'un Mémoire sur un moyen d'analyser les eaux sulfureuses, je viens vous entretenir quelques instants de la conservation de l'eau d'Allevard, de la facilité de son transport, et des avantages que présenterait son emploi, particulièrement à l'intérieur, hors de son lieu d'émergence, dans notre ville, par exemple, et dans toutes celles de la France.

« Pour vous donner ces détails, j'aurais pu attendre la terminaison du grand travail que je dois vous lire ; mais, persuadé que, répandre l'usage de son eau sulfureuse transportée, c'est enrichir la science, la pratique médicale, d'un remède qui lui manque et dont l'utile application ne saurait être douteuse, je n'ai pas cru devoir retarder plus longtemps la communication que je vous fais aujourd'hui.

« L'action des eaux sulfureuses prises à l'intérieur et administrées en bains et en lotions est bien connue. On est d'accord sur leur nature excitante et sur leur action sudorifique ; on sait qu'elles conviennent surtout dans les maladies des voies respiratoires, de la poitrine, de la peau, dans les innombrables variétés du rhumatisme non aigu, dans les dégénérescences scrofuleuses ; on sait qu'elles sont aussi très-utiles dans les affections chroniques de l'estomac et celles qui dépendent du principe syphilitique.

« Toutes ces propriétés, depuis longtemps constatées par l'expérience, déterminent très-souvent le praticien à prescrire les eaux sulfureuses, même aux malades qui ne peuvent se rendre près des sources pour en faire usage au lieu même de leur origine.

« L'eau sulfureuse d'Allevard n'est pas naturellement thermale ; sa température au point d'émergence est d'un peu plus de 16 degrés, quelle que soit d'ailleurs la température extérieure.

« Cette circonstance est très-favorable à sa conservation et à son transport. En effet, les eaux thermales transportées, enfermées dans des bouteilles, ne tardent pas à diminuer de volume par l'effet de leur refroidissement ; il en résulte un vide que la pression atmosphérique extérieure remplit bientôt d'une certaine quantité d'air, lequel y pénètre à travers les pores du bouchon. Or, l'air est un agent très-énergique de la destruction des eaux sulfureuses.

« L'eau d'Allevard ne présente pas cet inconvénient. J'ai constaté par de nombreuses expériences faites au moyen de mon procédé d'analyse, le sulfhydromètre, qu'étant bien enfermée dans des bouteilles bouchées avec soin, elle peut voyager sans éprouver d'altération et se conserver très-longtemps.

« L'eau d'Allevard transportée, même conservée pendant une année et plus, est claire, limpide, et a la même saveur et la même odeur qu'à la source. Ces qualités, l'odeur et la saveur, toutes deux franchement hépatiques, sont extrêmement prononcées.

« Malgré sa richesse en acide sulfhydrique, l'eau d'Allevard, tenant peu de sels en dissolution, n'est pas désagréable à boire ; on s'y habitue dès les premiers jours de son emploi ; elle est d'ailleurs facilement supportée par les organes digestifs. On peut la chauffer presque jusqu'au degré d'ébullition sans qu'elle s'altère, sans qu'elle perde en rien de ses propriétés : mais pour cela il faut la priver du contact de l'air, ou du moins il est indispensable que ce contact n'ait lieu que par une très-petite surface. L'eau d'Allevard peut être chauffée jusqu'à 99 degrés sans subir aucun changement dans sa composition, sans rien perdre de son principe sulfureux.

« L'usage de l'eau d'Allevard, soit à l'intérieur, même à petite dose, soit en bains et en lotions, détermine en peu de temps une douce excitation, l'appétit se réveille, le ventre se relâche, la moiteur s'établit à la peau, les urines coulent abondamment, et le malade éprouve un sentiment remarquable de bien-être et d'énergie.

« Si l'on craint que l'eau d'Allevard ne soit trop active, ce qui peut arriver pour des femmes d'un tempérament faible, pour des enfants, pour des malades affaiblis par de longues souffrances, on peut la mélanger avec du lait, du petit lait, etc. ; on peut aussi l'édulcorer avec des sirops de gomme, de guimauve, etc., sans que sa nature soit altérée par ces mélanges.

« L'eau d'Allevard, transportée à Lyon ou ailleurs, peut être employée, non-seulement à l'intérieur, mais très-utilement encore en lotions, en injections, en lavements et sous forme de collyre. En la faisant bouillir dans un vase convenable, on peut diriger sa vapeur, très-fortement chargée d'acide sulfhydrique, sur des articulations malades, sur des parties couvertes de dartres, ce qui est surtout utile quand elles ont leur siége sur le visage. C'est encore une pratique avantageuse que d'en faire dégager plusieurs fois par jour dans la chambre des malades atteints de catarrhe pulmonaire chronique et même de phthisie tuberculeuse. On peut aussi en faire des cataplasmes d'un emploi très-convenable dans beaucoup de cas, en la faisant chauffer et en y délayant ensuite de la farine de graine de lin, de la poudre de racines de guimauve. Il est même possible de l'administrer en bains. En effet, si, dans un hectolitre d'eau tiède ou à peu près, on verse dix ou douze litres de cette eau, on aura un bain sulfureux de la même force que les bains d'Aix.

« Employée en boisson et en bains, l'eau d'Allevard serait très-utile dans les maladies scrofuleuses, les engorgements, dans les dartres et les autres affections non aiguës de la peau. Pour ces dernières maladies, elle produit d'excellents effets, prise à l'intérieur et employée en lotions, soit froide, soit tiède. On l'administre encore avec avantage dans les leucorrhées, les engorgements utérins, ceux des glandes du sein, et beaucoup de maladies internes provenant d'une rétrocession dartreuse, etc.

« En général, cette eau convient dans tous les cas où il faut relever le ton des organes affaiblis.

« Il résulte de ce que je viens de dire :

« 1° Que l'eau sulfureuse d'Allevard peut être transportée, conservée longtemps, et même chauffée jusqu'à 99 degrés, sans s'altérer et sans rien perdre de ses propriétés ;

« 2° Qu'elle est extrêmement riche en acide sulfhydrique libre et peut être ordonnée avec avantage dans tous les cas où conviennent les eaux sulfureuses ;

« 3° Qu'elle est préférable à la plupart des eaux sulfureuses conservées et transportées, particulièrement en ce qu'elle est froide à la source.

« Je crois, en conséquence, faire une chose très utile à beaucoup de malades en engageant mes confrères à prescrire l'usage de l'eau d'Allevard toutes les fois qu'ils croiront devoir ordonner une eau sulfureuse. »

Il résulte d'expériences faites avec les soins les plus minutieux, que j'ai pu constater que des eaux transportées et conservées depuis plusieurs années, n'avaient perdu aucun de leurs principes minéralisateurs ; ainsi, de l'eau sulfureuse d'Allevard, expédiée à Nice en 1864, qui avait supporté les chaleurs de plusieurs étés, si brûlants sous cette latitude, analysée le 12 novembre dernier, a marqué 22 centimètres cubes par litre. Elle a conservé sa transparence et son goût franchement épathique.

Par litre, elle renferme :

	cent.	cub.
Gaz acide sulfhydrique	24.	75
Gaz azote	41.	00
Gaz acide carbonique	97.	00

C'est à la présence de la grande proportion de gaz contenus dans cette eau sulfureuse, qu'elle doit d'être unique au monde et qu'elle se conserve si bien en bouteille.

Les nouveaux propriétaires qui viennent de faire

l'acquisition de l'établissement thermal d'Allevard, ont fait établir, à la source même, tous les appareils perfectionnés à présent employés dans l'embouteillage des eaux. Les soins les plus minutieux sont apportés pour la conservation des gaz de cette eau sulfureuse.

Il est certain que, d'ici peu de temps, l'exportation de cette eau, si remarquable par l'abondance de ses gaz, prendra une très grande extension et remplacera très avantageusement la plupart des autres eaux sulfureuses.

Ce n'est pas seulement pour l'unique usage de la boisson que cette eau sulfureuse peut être utile aux malades. L'expérience m'a démontré que, dans les affections chroniques des voies respiratoires, les malades pouvaient employer avec succès, sous la forme d'inhalation, l'eau transportée en bouteilles. Pour cela, il suffit d'un pulvérisateur ordinaire.

Ce moyen simple et facile m'a permis de soulager à Nice plusieurs malades affectés de toux sèche, spasmodique et très pénible.

J'en ai retiré les meilleurs effets contre cette petite toux, à forme insidieuse, signe presque toujours certain de la menace de la phthisie, chez des sujets jeunes, dans les familles desquels cette maladie existe.

Si, par un traitement préventif, on ne prévient pas le mal, l'individu est fatalement condamné à devenir phthisique.

C'est dans ce cas-là, où l'on voit cette petite toux sans douleur, sans expectoration, sans importance aucune en apparence, revenant à des intervalles plus ou moins éloignés.

Le peu de gravité de ce symptôme entretient le malade dans une sécurité funeste ; et, quand le malade y fait attention, les poumons sont déjà gravement compromis, et son état est inquiétant.

L'observation a démontré que l'effet physiologique de l'inhalation du gaz sulfhydrique faite très modérément, était une action sédative marquée, surtout lorsqu'elle était peu prolongée.

Trousseau les prescrivait souvent à la fin de la coqueluche, et il obtenait ainsi plus facilement la cessation de cette toux spasmodique.

L'usage des inhalations faites par les malades pendant l'hiver et le printemps, leur permet d'attendre la saison thermale et préviennent le développement de la maladie.

L'eau minérale transportée est utile dans les maladies du pharynx, les angines granulées ; celles qui sont liées aux diathèses scrofuleuses, herpétiques, sont ordinairement rapidement modifiées par l'usage de la boisson de cette eau et par celui des gargarismes.

Dans les ophthalmies scrofuleuses, les lotions, les injections de l'eau sulfureuse, soulagent les malades et contribuent à la guérison de la maladie des yeux, surtout s'ils les couvrent de compresses trempées dans cette eau.

Il est encore une affection pour laquelle l'eau d'Allevard produit de très bons effets, et sur laquelle je crois devoir appeler la sérieuse attention des médecins : je veux parler de certaines affections du col de la matrice, dans les cas de catarrhe de cet organe avec écoulement abondant, produisant souvent des excoriations à la vulve et même à la peau des cuisses, dans le cas où il existe un ramollissement de muqueuse ou des granulations.

Les bains locaux sont pris au moyen de l'introduction du speculum ; répétées matin et soir, ils modifient facilement ces états morbides.

Tels sont les divers et heureux emplois de l'eau sulfureuse d'Allevard, que ma longue expérience m'a permis de constater.

Pulvérisateur à températures variées avec niveau d'eau du docteur B. NIEPCE, médecin-inspecteur.

La pulvérisation des eaux minérales ayant été mise en usage dans un grand nombre d'établissements thermaux et voulant éviter les inconvénients inhérents au mode de pulvérisation obtenue par des machines à compression de l'air, qui ne fournissent que de la poussière d'eau froide, et qui, au lieu de guérir les affections de la gorge, tendent trop souvent à les augmenter, j'ai imaginé une nouvelle méthode de pulvérisation qui produit de la poussière d'eau minérale à toutes les températures. Les heureux résultats que j'en ai obtenus dans les affections du larynx et du pharynx, à l'établissement thermal, m'ont conduit à imaginer de faire construire un pulvérisateur fort simple, dont l'emploi n'exige ni pompes ni moyen mécanique.

La pulvérisation imaginée par le docteur Sales-Girons, a nécessité jusqu'à ce jour des appareils compliqués exigeant toujours la compression de l'air à plusieurs atmosphères dans des tubes très épais entourés de grillages métalliques et capables de résister à cette même pression obtenue par une pompe foulante. Des accidents fréquents survenus par suite de la rupture de ces appareils, leur prix élevé et les inconvénients de la poussière d'eau froide ont nécessité la recherche d'un moyen plus simple, ne présentant ni danger ni aucun des inconvénients de ces pulvérisations à pompes.

En Amérique, Richardson imagina un pulvérisateur pour l'éther et le chloroforme, Ziegler, en Allemagne, en inventa un pour pulvériser les liquides balsamiques et médicamenteux, se basant sur cette loi de physique que deux tubes de verre terminés par deux orifices capillaires étant juxtaposés par leurs extrémités, si l'on fait passer un courant de vapeur par l'un d'eux, le vide se faisant dans l'autre tube, le liquide dans lequel plonge ce tube s'élève dans son intérieur, et se trouve projeté en même temps que la vapeur sous forme de pulvérisation dont la température diminue suivant que la poussière d'eau s'éloigne de l'appareil.

Giffard, en même temps et peut être avant Ziegler, utilisa cette loi de physique.

Le principe étant admis, et les appareils à pulvérisation étant d'un prix très élevé et inaccessibles à beaucoup de malades, je me suis efforcé de simplifier l'appareil, de le modifier de manière à le rendre facile à manœuvrer et surtout d'un prix très minime.

Cet appareil se compose d'un générateur, dans lequel on introduit une petite quantité d'eau ordinaire jusqu'au niveau. L'eau est mise en ébullition au moyen d'une lampe à esprit de vin contenue dans le rapport sur lequel est placé le générateur. La vapeur fournie par le générateur s'échappe par l'orifice, dans lequel on introduit le tube pulvérisateur composé de deux tubes, dont les extrémités sont juxtaposées, et desquelles se projette l'eau sulfureuse pulvérisée à une température plus ou moins élevée, suivant qu'on se rapproche des extrémités capillaires. Le tube plonge dans un vase de verre de la capacité de vingt centilitres rempli d'eau sulfureuse, quantité suffisante pour fournir une pulvérisation d'au moins trente minutes; ce vase en verre est gradué par cinq centilitres.

Comme complément indispensable, et dont l'importance n'échappera à personne, il y a, à la partie supérieure, une soupape et le tube en verre indique la hauteur de l'eau dans le générateur.

Etudes nouvelles sur les substances organiques ou organisées, contenues dans l'eau sulfureuse d'Allevard.

Sulfuraire.

Depuis Bordeux qui, le premier signala, dans les Eaux sulfureuses des Pyrénées, la présence d'une matière organique, de nombreux travaux ont été publiés à ce sujet.

Ginbernat, en 1815, dans ses études des sources d'Issilica, ayant vu que ces dépôts offraient souvent la texture de la chaire musculaire, donnaient par distillation les mêmes produits que les substances animales et cédaient à l'eau bouillante une gélatine qu'il jugeait propre au collage du papier, l'appela zoogène.

Lonchamp proposa, en 1825, de donner à cette matière glaireuse le nom de Barégine, puis Anglada substitua à ce nom celui de glairine.

Plus tard, en 1838, Fontan démontra que cette substance n'était pas unique et homogène, qu'elle constituait un corps formé de deux parties constituantes, l'une organique, azotée, gélatineuse, qu'il nomma pyrénéïne ; l'autre organisée, de nature confervoïde, ne se trouvant que dans les Eaux sulfureuses, à laquelle il donna le nom de sulfuraire.

En 1853, le docteur Alibert admit la distinction proposée par Fontan, mais en prétendant que la barégine n'est que le détritus décomposé de la sulfuraire. Voici l'expérience sur laquelle il fonda son opinion.

Il fit passer un filet d'eau sulfureuse sur une lame de verre qu'il soumit fréquemment à l'examen microscopique. Il vit se manifester d'abord, à la surface, quelques filaments de sulfuraire dont le nombre alla en grossissant, et, après quelques jours, la plupart étaient décomposés et il s'était formé une couche de barégine qui contenait encore les granules de la sulfuraire. Ainsi, il n'était pas douteux pour le docteur Alibert, que la sulfuraire ne procède de la barégine et que la barégine ne soit le détritus de la sulfuraire.

Nous démontrerons que, si cette opinion offre quelques traces de vérité, elle ne saurait être complètement admise, car cette substance constatée dans les eaux sulfureuses des Pyrénées, ne provient pas exclusivement de la sulfuraire.

Dans son remarquable ouvrage sur les Eaux de Luchon, le docteur Lambron considère la barégine ou glairine comme une substance organique très complexe, il lui donne le nom de sulfurine. Il admet, de plus, dans les eaux sulfureuses, outre la sulfuraire et la sulfurine, une troisième substance dissoute dans ces eaux et qu'il appelle sulfurose, tenant par sa composition des matières animales et végétales.

Anglada, en 1827, admit bien aussi une origine commune à toutes les variétés de cette même matière, mais voulant consacrer par des noms différents les deux états sous lesquels on trouvait la substance pseudo-organique des eaux sulfureuses, il appela glairine celle tenue en dissolution, et glaire celle à l'état de suspension, distinguant avec raison cette substance de tous les composés primaires, albuminurie, gélatine, etc.

En 1836, M. Péguier publie un mémoire sur ce sujet, dans lequel il croit à la transmutation de la sulfuraire en barégine.

En 1853, M. Filhol publia son remarquable ouvrage sur les Eaux des Pyrénées, dans lequel il traite longuement de la barégine et de la sulfuraire, qu'il considère comme une véritable conferve.

En 1855, M. Cazin a publié un mémoire très intéressant, intitulé : *Recherches sur les matières organiques et organisées des Eaux minérales et thermales de Luchon, contribution à l'histoire des Eaux sulfureuses des Pyrénées.*

D'après ce travail, l'auteur admet dans les eaux sulfureuses trois sortes de matières organiques : 1° la sulfhydrine (sulfurose du docteur Lambron) qui est à l'état de dissolution dans l'eau, leur donnant cette onctuosité que l'on y remarque et que le microscope ne peut saisir.

2° Deux autres substances, la sulfo-mucose (glairine muqueuse d'Anglada) et la sulfo-diphtérose (glairine membraneuse d'Anglada).

Suivant M. Cazin, la sulfo-mucose présente un magma glaireux, transparent, ressemblant à des glaires d'œufs à de la gelée incomplétement dissoute. Placée sous la lentille du microscope, c'est une substance amorphe, contenant à peine quelques filaments transparents, d'une extrême ténuité. Ces filaments sont plus nombreux dans la sulfo-diphtérose. Ainsi, ces deux formes seraient deux substances distinctes ; mais nos recherches nous ont conduit à les considérer comme les débris d'une organisation détruite, ainsi que nous le démontrerons plus loin.

En 1874, M. Mullet, pharmacien-major de l'armée, a publié un mémoire sur la barégine, qu'il considère comme une matière azotée, organique, insoluble, confondant cette matière morte avec la sulfuraire vivante, a commis une grave erreur.

Les études, les recherches nombreuses que nous avons répétées sur cette substance, recueillies à Allevard pendant les diverses saisons de l'année, soit sur des échantillons à la source même, soit sur d'autres conservés pendant plusieurs années, nous ont amené aux résultats suivants :

La *sulfuraire d'Allevard (Leptomitus vitreus, Agardh)* est une substance organisée qui possède tous les caractères d'une conferve. Elle se présente sur les bords du torrent de Bréda où s'écoule le trop plein de la source et dans tous les canaux d'écoulement de l'établissement thermal, sous la forme de houpes, de panaches, de longs filaments tubuleux d'une extrême finesse de $\frac{1}{1.000}$ de millimètre, et d'une longueur de plusieurs centimètres. Ces filaments sont souvent vides et inarticulés; cependant, au printemps et pendant l'été, on voit dans leur intérieur des granulations opaques, formant une série continue, qui possèdent tous les caractères de spores et d'ovules reproducteurs.

La sulfuraire vivante offre toujours une couleur d'un blanc pur lorsqu'elle est récente, mais passant au plus beau noir par la reproduction d'une certaine quantité de sulfure de fer, combiné avec le tissu de la conferve.

Quelles sont les conditions biologiques nécessaires au développement de la sulfuraire ?

Ces conditions particulières sont : 1° le contact de l'air; 2° un courant peu rapide et non une eau stagnante ; 3° une température de 10 à 50 degrés ; 4° le mélange d'eau froide non minéralisée avec l'eau sulfureuse.

La sulfuraire est due au développement de spores et d'ovules contenus dans ses filaments tubuleux. Les expériences nombreuses, souvent répétées, m'ont démontré la vérité de mes conclusions.

Ainsi, en amenant sur un fond de très petits cailloux bien lavés, placés sur le bord du torrent de Bréda, de petits filets d'eau sulfureuse venant directement de la source, qui jaillit à la distance de cinq mètres du lit de ce torrent, et dans lequel s'écoule le trop plein de l'eau minérale, on voit, en très peu de temps, se former de petits filaments blanchâtres qui, peu à peu, deviennent plus nombreux et plus longs, flottant au gré d'un faible courant d'eau. Le mélange de l'eau froide ordinaire avec l'eau sulfureuse est indispensable à la formation de la sulfuraire.

Suivant M. Filhol, les germes seraient apportés par les eaux douces dans l'eau minérale et constitueraient ainsi une conferve appartenant au règne végétal. D'autres affirment que cette prétendue plante jouit de mouvements analogues à ceux des oscillaires et la considèrent comme appartenant au règne animal; enfin, certains observateurs placent la sulfuraire à cette limite encore indécise où les deux règnes organiques se confondent. Dans une note publiée en 1864 dans les mémoires de l'Académie des sciences de Toulouse, M. Joly assure avoir vu la sulfuraire de Luchon, parvenue à son entier développement, exécuter sur le porte objet du microscope, des mouvements de locomotion assez rapides, semblables à ceux qu'exécuteraient un ver. Déjà en 1858, M. Léon Soubeyran avait signalé ces mouvements. On verra plus loin que ces mouvements n'existent jamais au début de la formation de la sulfuraire; mais seulement après quelques jours, lorsque cette substance a subi en partie une transformation, une décomposition, une fermentation, qui ont produit une matière glaireuse, amorphe, dans laquelle se développent des oscillaires dont les germes existaient dans l'eau douce avant son mélange avec l'eau sulfureuse.

La sulfuraire verte qu'on observe à Luchon et dans plusieurs eaux sulfureuses des Pyrénées, n'est pas la sulfuraire vraie. C'est une véritable oscillaire dont les mouvements n'offrent rien d'extraordinaire et présentent tous les caractères de la glairine verte des Eaux de Vichy, dont la coloration est due à la présence des anabaines, des mothrix et des oscillaires.

Sulfuraire d'Allevard.

La sulfuraire de l'Eau d'Allevard ne renferme jamais de traces de chlorophile comme celle de Luchon, de Cauterets, elle n'est formée que de filaments blanchâtres, prenant plus tard une belle coloration d'un noir velouté dû à la présence du fer, qui, se combinant avec le soufre contenu dans la sulfuraire, passe à l'état de sulfure noir. Malgré toutes nos recherches, nous n'avons jamais vu cette sulfuraire blanche, c'est-à-dire nouvellement formée, produire ces mouvements vermiculaires signalés par M. Barillé à Barèges et par M. Joly à Luchon. Nous n'avons observé ces mouvements qu'après la décomposition de la sulfuraire en une matière azotée dans laquelle se développaient des oscillaires provenant des eaux du torrent et seulement sur les filaments de la sulfuraire n'offrant plus au microscope les caractères d'une conferve saine. Sur les parties décomposées renfermant encore des tubes de sulfuraire, on voit bien des mouvements oscillaires intermittents sur le champ du microscope, mais qui diminuent peu à peu après une heure ou deux et finissent par cesser après cinq ou six heures, aussitôt que les oscillaires meurent.

Caractères spécifiques

Si l'on puise à la source de l'eau sulfureuse d'Allevard, qu'on la fasse évaporer lentement jusqu'à ce qu'elle soit suffisamment concentrée, on obtient un résidu signalé par Dupasquier, offrant une teinte brune, exhalant une odeur empyreumatique. Ce résidu est du à une matière azotée que je n'ai pu dégager des autres produits chimiques renfermés dans les eaux, de manière à connaître exactement sa composition.

Si l'on chauffe à ciccité, le résidu ne peut être dissous qu'en faible quantité, soit dans l'eau, soit dans l'alcool, en laissant dégager de l'ammoniaque, de l'hydrogène, carbonné et sulfuré.

Examen microscopique

Nous avons dit un peu plus haut, que si l'on fait couler un petit filet d'eau sulfureuse à 16 degrés sur un fond de très petits cailloux bien lavés et nettoyés de tout corps étranger, on voyait après quelques heures se démontrer quelques petits points blanchâtres qui, examinés au microscope, présentent des petits corps ovoïdes qui s'attachent aux aspérités des petits cailloux et paraissent entourés d'une membrane qui, en se développant, constituent un véritable tube transparent uni, cylindrique, excepté à son extrémité, qui est conique. L'intérieur n'est pas cloisonné, mais il est rempli d'ovules arrondis, placés à la suite des uns des autres, se touchant par deux points de leur surface. Ils ont tous la même grosseur, excepté ceux qui le terminent à l'extrémité libre, par lequel se fait le développement de la plante. C'est ainsi que se forme la sulfuraire d'Allevard, constituée par des filaments groupés en plus ou moins grand nombre et offrant les différentes formes suivantes: filets veloutés, duvet cotonneux, peluche, fleur radiée, épis, queue de cheval se laissant aller au courant de l'eau, et prenant au contact de l'oxygène de l'air, une belle coloration noire de sulfure de fer. Si l'on verse quelques gouttes d'acide chlorhydrique sur la sulfuraire, la couleur blanche reparaît de suite. Le cyano ferrure de potasse lui donne une belle coloration bleue.

Ces filaments sont formés d'un nombre considérable de petits filets qui ne peuvent être vus isolés que par le microscope. Leur diamètre varie de $\frac{1}{1000}$ à $\frac{1}{1200}$ de millimètre; leur longueur est très variable, depuis 1 à 2 millimètres jusqu'à plusieurs centimètres.

La disposition filamenteuse de la sulfuraire, son organisation microscopique, le fait rattacher à la famille des arthroïdées ; par sa nature aquatique, elle appartient à la tribu des conferves.

CARACTÈRES DIFFÉRENTIELS DE LA SULFURAIRE D'ALLEVARD ET DES CONFERVES EXISTANT DANS D'AUTRES EAUX SULFUREUSES

Les conferves microscopiques organisées filamenteuses que l'on observe dans les sources sulfureuses de Barèges, de Luchon, de Cauterets, sont tout à fait différentes de celle d'Allevard. Leur couleur est verte dans certaines eaux, rouges dans d'autres, celles d'Aix en Savoie sont constituées par des nostocs, des oscillaires et des anabaines thermales. Les nostocs ont leurs filets empâtés dans un tissu visqueux; le tube, en se moulant sur les globules intérieurs, présente des étranglements entre chacun d'eux, et est terminé par un globule d'un diamètre deux ou trois fois plus gros. Les oscillaires ont le diamètre transversal des articles de leurs tubes plus grand que le diamètre dans le sens de la longueur ; elles sont douées d'un mouvement spontané. Les anabaines ont leur tube et leurs globules disposés différemment. De distance en distance, il y a un globule notablement plus gros que ceux qui le précèdent, tandis que dans la sulfuraire d'Allevard, ils sont tous de la même grosseur.

DÉVELOPPEMENT DE LA SULFURAIRE.

Rien n'est plus facile que de voir comment cette conferve se développe ; ainsi, si l'on fait passer sur une plaque de verre un petit filet d'eau sulfureuse, on voit se former plus lentement ces rudiments de tubes qui ne rencontrant que de très faibles aspérités qui puissent leur servir de points d'appui, se montrent plus lentement.

Si au lieu de faire couler l'eau à 16° on élève sa température à 30°, on voit se développer dans un temps beaucoup plus court les spores et les tubes qui constituent la conferve.

Dans le premier cas, il faut dix heures ; dans le second, après une heure, le microscope permet de constater l'apparition de la sulfuraire. Dès que les tubes sont formés, on voit se déposer à leur surface de très petites aiguilles de soufre, de petits cristaux de carbonate de chaux, de magnésie, de fer, substances contenues dans l'eau sulfureuse ; après quatre jours, on voit apparaître en quelques points de petites taches brunes qui prennent peu à peu une teinte plus foncée, passant au noir. C'est alors que la sulfuraire se trouve formée de ces filaments d'un beau noir velouté constituant des houppes soyeuses, revêtant diverses formes. Sur les bords du torrent où coule le trop plein de la source, ces filaments acquièrent la longueur de 10 et 12 centimètres et constituent une véritable conferve avec tous ses éléments.

Conservés pendant un mois, ces filets se décomposent et se transforment en une masse glaireuse dans laquelle s'opèrent des phénomènes de décomposition. Elle est formée de matières azotées dans lesquelles on voit apparaître des oscillaires qui en s'agitant impriment certains mouvements à cette sorte de substance glaireuse. Ces mêmes oscillaires se montrent également après le développement des filaments de la sulfuraire, mais seulement lorsqu'elle est en contact avec l'eau douce du torrent qui en contient. Ce sont ces oscillaires qui impriment quelques mouvements à ces tubes, même lorsque l'eau est d'une tranquillité complète, et qui ont fait dire à divers observateurs que la sulfuraire présentait des mouvements vermiculaires. Je n'ai jamais constaté la présence d'oscillaires sur les filets de sulfuraire en l'absence de l'eau douce. Conservée pendant plusieurs années, la glairine produite par la transformation de la sulfuraire, conserve tous ses caractères si elle est préservée d'air. Si on tient à l'exposer à l'air, il se développe de l'ammoniaque.

La saveur de la sulfuraire, fraîche ou sèche, est difficile à caractériser. Cependant on peut la considérer comme fade. Quand elle a été exposée pendant quelques jours, elle s'altère, fermente, se putréfie; qu'elle ait passé à l'état de glairine, elle reprend alors une odeur nauséabonde rappelant celle des matières animales en décomposition; cette odeur est d'autant plus forte qu'il s'est formé un plus grand nombre d'infusoirs. Nous avons dit plus haut comment se développait la sulfuraire, il est important de dire ce qu'elle devient lorsqu'elle est séparée de son point d'origine.

Lorsqu'elle est vivante, elle nage sur l'eau sulfureuse, lorsqu'elle est décomposée elle se précipite au fond et forme une substance muqueuse que le microscope n'a pas permis de reconnaître. Elle est le produit de la décomposition de l'enveloppe extérieure des tubes de la conferve, formés de deux tubes concentriques, l'un externe, l'autre interne, renfermant les sporules.

J'ai observé que tant qu'il existait quelques fragments de tubes renfermant des sporules, que si ces fragments étaient placés dans l'eau sulfureuse, on voyait, après quelques jours, qu'il se formait de nouveaux tubes de sulfuraire, mais que si la décomposition, la fermentation avaient détruits tous les spores, la sulfuraire ne se reproduirait pas.

Dans tous les canaux d'écoulement de l'eau sulfureuse, à Allevard, on voit que les parois sont couverts d'un enduit mucilagineux, muqueux, très abondant, constitué par la glairine produite par la décomposition de la sulfuraire.

COMPOSITION CHIMIQUE

La composition chimique de la sulfuraire contenue dans l'Eau d'Allevard avait échappé jusqu'à ce jour aux recherches des chimistes et était restée inconnue. Dupasquier, dans sa savante monographie de l'Eau d'Allevard, en parle à peine. Fontan, Filhol, Cazin, n'ont fait qu'effleurer cette question, et disent quelques mots de la barégine des Eaux des Pyrénées. M. le docteur Lambron a fait une étude très sérieuse de la sulfurine de Luchon. Il nous a paru utile de nous livrer à des recherches sur la composition de la sulfuraire d'Allevard.

Ainsi, en incinérant 4 grammes de sulfuraire, nous avons obtenu un résidu de 0,106; 4 grammes de sulfuraire décomposée en glairine, nous ont donné 0,131 de résidu, après l'incinération.

Les réactifs chimiques nous ont donné les mêmes résultats pour la sulfuraire et la glairine.

SELS OBTENUS

Phosphate de chaux.
Carbonate de chaux,
id. de magnésie.
Oxyde de fer.
Silice.
Sulfate sodique.
Iodures, quantités notables.

RECHERCHE DE L'IODE.

Nous avons recueilli 4 grammes de sulfuraire dans une petite capsule de porcelaine, nous avons ajouté un peu de potasse très pure pour fixer les iodures. Le tout a été incinéré, calciné. Le résidu a été dissous dans une petite quantité d'eau distillée, puis évaporé à ciccité, afin de détruire toute trace de matières organiques. Le résidu a été repris par une très faible quantité d'eau distillée; nous avons ensuite décanté le liquide et après avoir fait réduire de manière à n'avoir que quelques gouttes de liquide, nous avons ajouté une goutte d'eau amidonnée et touché le liquide avec l'extrémité d'une baguette de verre imbibée d'une très minime quantité d'acide sulfurique. Il se produisit aussitôt une belle coloration bleue, preuve évidente de la présence de l'iode, provenant évidemment de ce principe contenu dans l'eau sulfureuse.

En versant quelques gouttes d'acide chlorydrique sur la sulfuraire et sur la glairine, les carbonates sont décomposés ; on obtient des acides oxalique, protéïque, de la cellulose et de l'albumine.

RÉSUMÉ.

1° Il résulte évidemment de ces recherches que la sulfuraire contenue dans l'eau d'Allevard est différente de celle des autres eaux sulfureuses ;

2° La sulfuraire d'Allevard est une véritable conferve, constituée par de petits tubes ajoutés successivement les uns aux autres, aux moyens des spores qu'ils renferment ; qu'elle est privée de mouvements propres, qu'elle n'en acquiert qu'après avoir subi une décomposition, qu'elle s'est transformée en une masse visqueuse, gélatineuse, organique, qui a donné lieu au développement d'oscillaires dont les germes existent dans l'eau du torrent de Breda, dont le mélange est nécessaire pour le développement de la sulfuraire.

La nature, la composition de cette conferve étant décrite, il est nécessaire de rechercher le rôle qu'elle peut avoir comme moyen de traitement et le parti que l'on peut en tirer.

EMPLOI THÉRAPEUTIQUE DE LA SULFURAIRE ET DE LA GLAIRINE (sulfurine).

Santoni, en 1725, recommandait déjà, comme un précieux moyen thérapeutique, l'emploi en cataplasmes, des substances organiques concrètes contenues dans les eaux sulfureuses.

Bordeu, en 1746, disait: « Il y aura beaucoup de recherches à faire par rapport à ces glaires: le temps nous apprendra beaucoup. Je ne puis me persuader qu'elles n'aient pas des usages fort étendus. » (*Lettres sur les Eaux minérales du Béarn, p.* 175.) Puis on lit à la page 98 de ces mêmes lettres : « Les glaires servent pour les ulcères et pour les tumeurs, mieux que quelque baume que ce soit» et à la page 98 de ses *Recherches sur les Eaux minérales des Pyrénées*, Pau, 1883, en parlant des sources d'Ax : « On se plonge dans ces substances organiques pour les paralysies, les bouffissures et les grands relachements. » Bordeu dit aussi que plusieurs médecins l'ont employé à l'intérieur, mais il ne parle pas des résultats obtenus.

Anglada, en 1827, tout en reconnaissant avec les auteurs « les bons effets de l'application topique des glaires au traitement des ulcères, des dartres et autres maladies externes, page 149, veut que, dans l'avenir, on spécifie mieux les cas morbides, et surtout qu'on reconnaisse une différence radicale entre la glairine dépourvue de soufre et celle qui en renferme « dès proportions plus ou moins notables de soufre ou de sulfhydrates alcalins et devant dès lors, à des réactions que sa propre putréfaction peut faciliter, l'émission du gaz acide sulfhydrique qui caractérise dans ces cas la décomposition avancée, p. 147. » La glairine, dit-il, dépourvue de soufre, aurait une action émolliente, tandis que l'autre serait excitante et résolutive. Cette distinction est purement en vue de l'esprit, car il est impossible de trouver de la glairine qui ne contient que de la matière organique.

Selon nous, au contraire, les dépôts glaireux tirent leur action thérapeutique de leur composition complexe.

Ils agissent certainement par l'onctuosité de leur matière organique azotée, mais aussi par le soufre, l'iode, qui sont interposés à ses mailles ou combinés à l'état d'éléments à sa substance même, le premier de ces corps devant être considéré comme existant, le second comme résolutif par l'iode qu'ils renferment en quantité très appréciable et qui est le fondant par excellence ; par le silicate de soude, et la silice qui semblent doués tout à la fois d'une vertu onctueuse, et d'une action résolutive ; enfin par cette propriété que possède cet ensemble, c'est-à-dire, la sulfuraire et la glairine, de jouer le rôle d'acide faible et par conséquent de se combiner avec les alcalis des humeurs et de composer certains sels. C'est de là, que lui vient sans doute leur réelle efficacité pour cicatriser les plaies anciennes, les vieux ulcères. Ces substances nous rendent des services signalés pour résoudre les engorgements, certaines tumeurs superficielles de la peau, des tissus cellulaires ou fibreux, les tubercules d'acné rosacca, et peut changer la vitalité morbide des tissus sur lesquels siègent depuis longtemps des affections herpétiques rebelles.

TABLE DES MATIÈRES

CHAPITRE Ier

CHAPITRE II

CHAPITRE III

CHAPITRE IV

CHAPITRE V

Vichy. — Imp. Wallon.

www.ingramcontent.com/pod-product-compliance
Ingram Content Group UK Ltd.
Pitfield, Milton Keynes, MK11 3LW, UK
UKHW020330230726
13925UKWH00002B/727

9 782014 036022